汉竹编著●健康爱家系列

高血压24小时

生活指南

李平 / 著

汉竹图书微博
http://weibo.com/**hanzhutushu**

江苏凤凰科学技术出版社
全国百佳图书出版单位

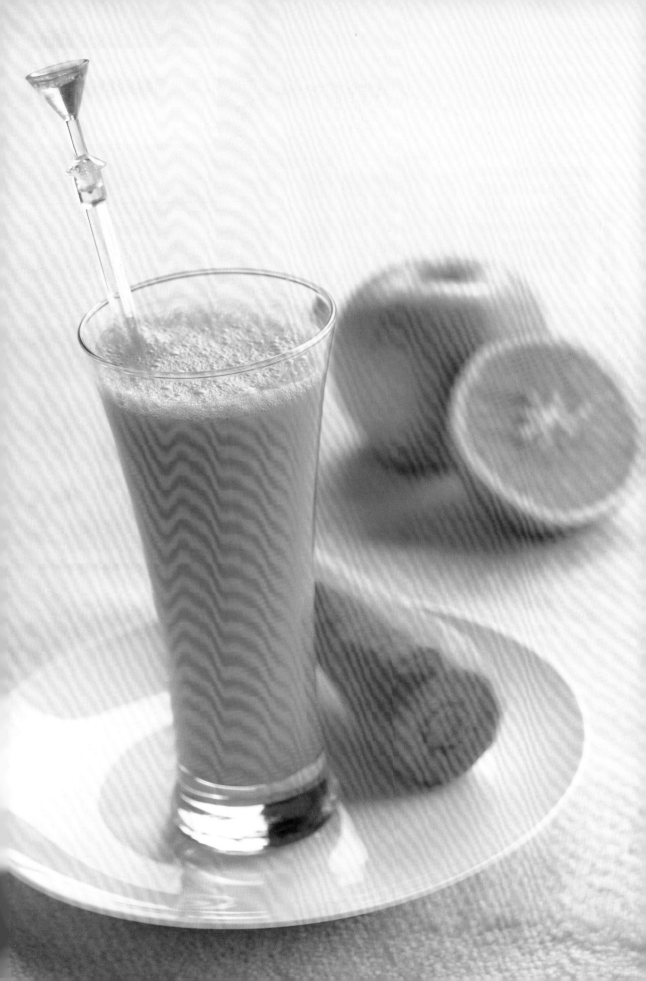

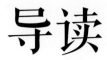

导读

水银血压计是不是比电子血压计准?

不吃药是不是也可以治好高血压?

血压降下来是不是就可以停药?

降压药在什么时间吃效果最佳?

过早服用降压药是不是不好?

……

其实水银血压计与电子血压计各有其特点, 可以根据自身需要和习惯来选择使用。不吃药就能治好高血压是错误的观点, 高血压是一种慢性病, 必须辅以药物治疗。而降压药也并不是随意停的……种种问题、种种疑惑你均可在本书中找到答案。

本书不仅以一天24小时为时间主线, 告诉高血压患者如何在家自我调理并引导患者养成良好的生活习惯。书中详细介绍了八大并发症的居家疗法以及不同人群所患高血压的防治方法, 同时还深入浅出地阐释了高血压的发病原理, 并揭开我们日常生活中的认识误区, 让高血压患者有的放矢地调养身体。本书还给出了日常饮食宜忌、合理用药、运动健身和中医按摩等相关的降压、稳压方案。

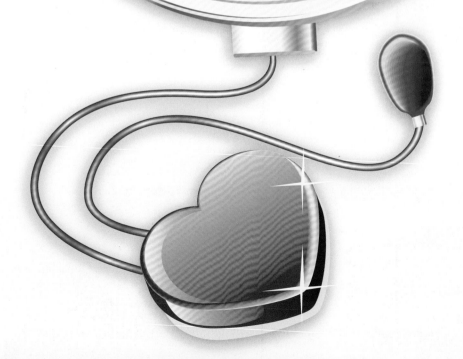

血压是怎么高起来的

1 **病因不明：**在高血压患者中，大多数人的病因是不明确的，病因不明的高血压称为原发性高血压，占总高血压患者人数的 90%~95%。

2 **肾脏疾病引起的：**肾小球肾炎、慢性肾盂肾炎、先天性肾脏病变（多囊肾）、继发性肾脏病变（糖尿病肾病、肾淀粉样变等）、肾动脉狭窄、肾肿瘤。

3 **内分泌疾病引起的：**糖尿病、肥胖皮质醇综合征、嗜铬细胞瘤、原发性醛固酮增多症、肾上腺性变态综合征、甲状腺功能亢进、甲状腺功能减退、甲状旁腺功能亢进、绝经期综合征。

4 **心血管病变引起的：**主动脉瓣关闭不全、完全性房室传导阻滞、主动脉缩窄、多发性大动脉炎。

5 **颅脑病变引起的：**脑肿瘤、脑外伤、脑干感染。

6 **其他病因：**妊娠高血压综合征、药物（糖皮质激素、甘草等）、睡眠呼吸暂停综合征。

正常血压：

收缩压为 140 毫米汞柱（18.7 千帕）或以下，舒张压为 90 毫米汞柱（12.0 千帕）或以下，应视为正常血压。

确诊高血压：

收缩压达到或超过 140 毫米汞柱（18.7 千帕）和舒张压达到或超过 90 毫米汞柱（12.0 千帕）为高血压。

您是几级高血压

1 级高血压：收缩压在 140~159 毫米汞柱之间，或舒张压在 90~99 毫米汞柱之间。

2 级高血压：收缩压在 160~179 毫米汞柱之间，或舒张压在 100~109 毫米汞柱之间。

3 级高血压：收缩压在 180 毫米汞柱或以上，或舒张压在 110 毫米汞柱或以上。

根据收缩压和舒张压来分类

类别	收缩压 / 毫米汞柱		舒张压 / 毫米汞柱
正常血压	< 120	和	< 80
正常高值	120~139	和	80~89
1 级高血压	140~159	或	90~99
2 级高血压	160~179	或	100~109
3 级高血压	≥ 180	或	≥ 110
单纯性收缩期高血压	≥ 140	和	< 90

您是哪种高血压 中医认为高血压病主要有以下6种类型。

1 肝阳上亢型：表现为头晕，耳鸣，头目胀痛，口苦，失眠多梦，遇烦劳加重，面红耳赤，急躁易怒，舌红苔黄，脉弦或数。

2 阴虚阳亢型：多见于老年性高血压。表现为头晕，耳鸣，精神不振，腰膝酸软，少寐多梦，健忘，两目干涩，视力减退；或遗精滑泄，耳鸣齿摇；或颧红咽干，五心烦热，舌红少苔，脉细数。

3 痰湿蒙窍型：表现为眩晕，头重昏蒙，形体偏胖，倦怠肢重，咳吐痰涎或胸闷恶心，舌苔白腻，脉濡滑。

4 肝胆湿热型：表现为眩晕，口苦口黏，小便黄赤，大便不爽，舌红苔黄腻，脉弦滑数。

5 瘀血阻窍型：表现为眩晕，头痛，健忘，精神不振，耳鸣，面唇紫暗，舌暗有瘀斑，脉涩或细涩。

6 气血亏虚型：表现为眩晕，动则加剧，劳累即发，面色㿠白，神疲乏力，倦怠懒言，唇甲不华，发色不泽，心悸少寐，纳少腹胀，舌淡苔薄白，脉细弱。

您是几期高血压

Ⅰ期高血压：无心、脑、肾主要器官损害。

Ⅱ期高血压：出现右心室肥厚、劳损视网膜动脉狭窄、蛋白尿肌酐偏高三者之一。

Ⅲ期高血压：出现左心室衰竭、肾衰竭、脑血管意外、视网膜发白渗出。

您的高血压是否很危险

高危风险	极高危风险
3级或3级以下高血压	3级高血压并伴有糖尿病或心、脑、肾损伤
患糖尿病或心、脑、肾损伤	

您是否有罹患高血压的危险因素

父母患有高血压	缺少体力劳动
超重	精神与工作紧张
肥胖	高脂饮食
高钠盐饮食	长期吸烟与饮酒

高血压患者的体质有差异

人的体质共分为9种：**平和质、气虚质、阳虚质、阴虚质、血瘀质、痰湿质、湿热质、气郁质、特禀质**，而高血压最常见于**痰湿质、阴虚质、湿热质**体质的人群，其次为**血瘀质、气虚质**体质的人群。

体质	形体特征	常见表现	心理特征	发病倾向	对外界环境适应能力
痰湿质	体型肥胖、腹部肥满松软	眩晕，头重昏蒙，或伴视物旋转，面部皮肤油脂较多，多汗且黏，胸闷，痰多，口黏腻或甜，喜食肥甘甜黏	性格偏温和，稳重，多善于忍耐	易合并消渴、脑卒中、胸痹等病	对梅雨季节及湿重环境适应能力差
阴虚质	体型偏瘦	眩晕，精神萎靡，口燥咽干，手足心热，鼻微干，喜冷饮，大便干燥，舌红少津，脉细数	性情急躁，外向好动，活泼	易合并虚劳、失精、不寐等病；感邪易化热	耐冬不耐夏，不耐受暑、热、燥邪
血瘀质	胖瘦均见	眩晕，头痛，肤色晦暗，色素沉着，容易出现瘀斑，口唇黯淡，舌暗或有瘀点，舌下脉络紫暗或增粗，脉涩	易烦、健忘	易患痛证、血证	不耐受寒邪
湿热质	形体中等或偏瘦	眩晕，口苦口黏，面垢油光，易生痤疮，口苦口干，身重困倦，大便黏滞不畅或燥结，小便短黄，男性易阴囊潮湿，女性易带下增多，舌质偏红，苔黄腻，脉滑数	容易心烦、急躁	易患疮疖、黄疸、热淋等病	对夏末秋初湿热气候，湿重或气温偏高环境较难适应
气虚质	肌肉松软不实	眩晕，劳累即发，平素语音低弱，气短懒言，容易疲乏，精神不振，易出汗，舌淡红，舌边有齿痕，脉弱	性格内向，不喜欢冒险	易患感冒、内脏下垂等疾病；病后康复缓慢	不耐受风、寒、暑、湿邪

这些时候你该量血压了

1 头胀、头晕、头痛

头胀、头晕往往是血压升高的先兆，无论是高血压初发者还是已经患有高血压的人，当你出现头晕、头胀时，首先应该测量血压。血压波动在130~140/85~90毫米汞柱的患者中，头痛多局限在一侧或两侧的前头部及后头部。

当血压达到140~160/90~100毫米汞柱的时候，头痛会从颈枕部扩散至前头部、眼眶及太阳穴，头痛多为搏动性疼痛，且较剧烈。

当血压到了160~190/95~120毫米汞柱之间，常会发展成全头痛，还伴有头晕、眩晕、头沉重、耳鸣或脑鸣等。

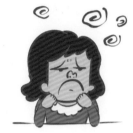 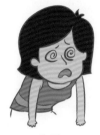

头胀　　　　　　头晕

2 胸闷心慌

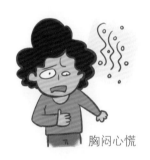

胸闷心慌

胸闷心慌也是高血压的表现之一。如果患者有高血压，可遵医嘱选服药物；如果不能缓解不适，建议及时到医院复诊检查。同时应注意胸闷心慌发生的时间、是否同时伴有恶心、有无水肿等情况，这样可进一步明确病因再进行治疗。

3 肢体麻木

肢体麻木也是血压升高的一种征兆。临床上，常见手指、脚趾麻木或皮肤有蚁行感或项背肌肉紧张、酸痛。最初的时候，只是感到手指不灵活，一般经过适当治疗后可以好转。但如果肢体麻木较顽固，持续时间长，而且固定出现于某一肢体，还伴有肢体乏力、抽筋、跳痛，应及时到医院就诊，预防脑卒中发生。

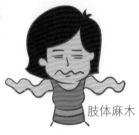

肢体麻木

4 失眠

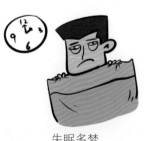

失眠多梦

如果你常常失眠，也该量一量血压了。因为失眠是高血压病一种常见的表现，比如入睡困难、早醒、睡眠不实、易惊醒等。这是由于血压升高，从而引起大脑皮层功能紊乱和自主神经功能失调造成的。

5 家族性高血压

许多研究数据表明，父母血压高，孩子也容易得高血压；脑卒中多发的家族，其家庭成员患病的可能性也较大。这一类家庭成员最好养成测量血压与记录血压值的习惯。

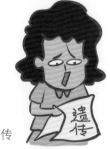

家族性遗传

目录

第一章 高血压一日调养指南 /1

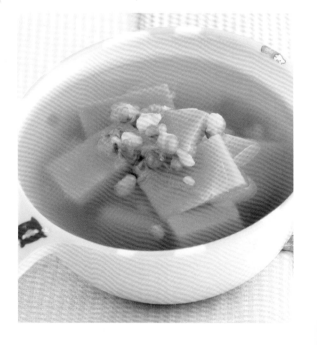

第二章 高血压四季调养指南 /55

第三章 高血压饮食指南 /61

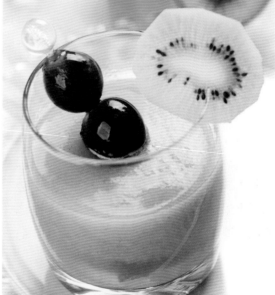

第四章 药食两用中药调养指南 /105

第五章 不同人群高血压调养指南 /117

第六章 高血压并发症调养与救助指南 /125

附录 24 式太极拳运动速查 /134

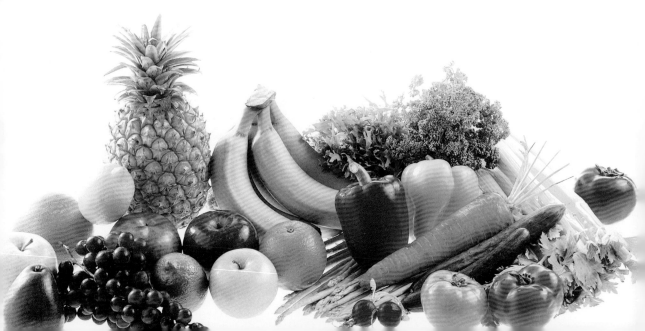

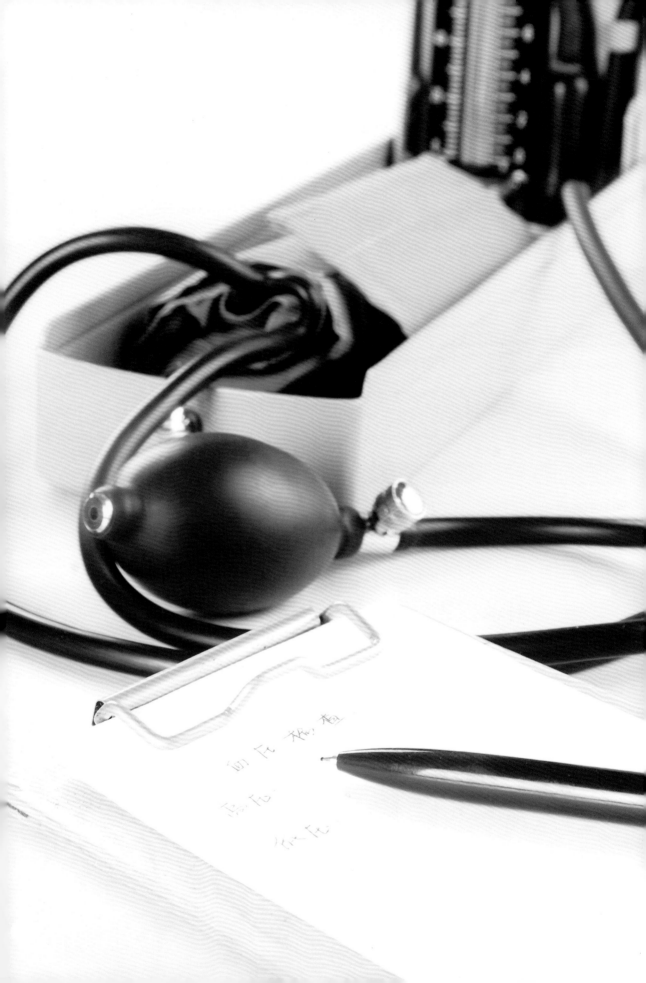

第一章

高血压一日调养指南

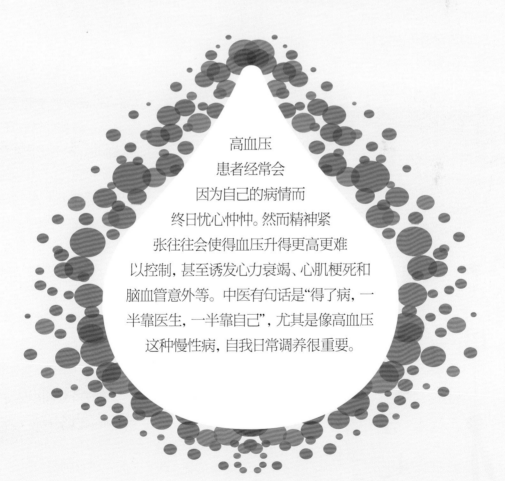

高血压患者经常会因为自己的病情而终日忧心忡忡。然而精神紧张往往会使得血压升得更高更难以控制，甚至诱发心力衰竭、心肌梗死和脑血管意外等。中医有句话是"得了病，一半靠医生，一半靠自己"，尤其是像高血压这种慢性病，自我日常调养很重要。

6:30a.m.
起床、量血压

一天中的血压值不是一成不变的,其波动具有昼夜规律性。清晨 6:30,通常是大家起床的时间,其实也是血压"醒来"的时刻。晨峰高血压是引起心脑血管疾病的罪魁祸首,养成起床测血压的习惯,及时发现高血压并服药,予以控制是非常重要的。

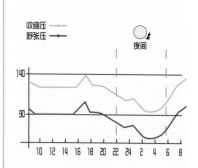

清晨,由睡眠转为清醒并开始活动,血压会从低水平急剧上升。

1

起床动作要慢

很多人睡醒后,会立刻起床,然而对于高血压患者来说,这个小小的习惯背后隐藏着巨大的隐患。因为起床过快过猛会造成血压突然升高,甚至引起脑血管破裂等危险疾病。部分伴有动脉硬化等血液流通障碍的高血压患者,若起床过猛,体位变换过快,则会出现脑供血不足,使得脑部缺氧,出现眩晕甚至晕厥等症状。

因此,每天清晨睡醒后,切记不可马上起床,应保证3~5 分钟的休息,然后再慢慢起床活动。这 3~5 分钟也可稍稍活动颈部及四肢,使肢体肌肉和血管平滑肌迅速恢复张力,从而适应起床时的体位变化,避免出现头晕等症状。

如果是老年人,请做到"3个 30 秒",即平躺后 30 秒再坐起,坐起 30 秒后再站起,站起 30 秒后再行走,避免发生跌倒、坠床等危险情况。

2

早晨必监测血压

早晨是一天中血压最高的时刻。在生理状态下,血压会不停地在一定范围内波动,以满足机体的血液供应。

人体的血压具有昼夜节律,一天中血压不停变化,其变化曲线如"勺型",即在一天 24 小时内,血压值波动出现"两峰一谷",6:00~8:00 为一天内

血压的最高峰,16:00~18:00 时血压为第二峰;夜间血压较低,凌晨 2:00~3:00 为一天中血压最低值,为"一谷"。

清晨起床后,人体开始活动,血压也开始苏醒,交感神经兴奋,释放肾上腺素和去甲肾上腺素等缩血管物质,清晨血液黏稠,心率加快,同时扩血管物质的释放受到抑制,因此清晨起床后血压迅速上升,在 6:00~8:00 达到高峰,收缩压波动范围 20~50 毫米汞柱,舒张压也会升高 10~15 毫米汞柱。高血压的晨峰使患者发生心绞痛、心肌梗死、脑卒中等心脑血管病的风险显著增加。

因此,对于高血压患者来说,控制好 6:00~8:00 时段的血压显得非常重要。这时候,一定要量血压,随时掌握自己的血压变化情况。

3

左右胳膊的血压有不同

许多患者来就诊时会咨询测量血压究竟应测量哪只手臂，因为有时两只手臂血压值并不一致，一般情况下，以测量值高的一侧为准。由于双上肢肱动脉距离心脏和主动脉的距离不等，右侧血压通常高于左侧血压，差值在5~10毫米汞柱，因此，一般以右侧肱动脉血压测量结果为准。第一次测量血压时建议两侧手臂都进行测量，若左上臂血压较高，则以后测量左臂；若两侧结果一致或右臂血压高，则以后就测右上肢。

值得注意的是，当左右双臂量出的血压值差经常超过15毫米汞柱时，就应当引起特别注意，因为两臂之间血压差值过大，就意味着身体四肢和主要脏器输送血液的血管出了毛病，长此以往会影响心脏的健康，从而诱发心脏病、脑卒中、脑血管病等。

另外，左右双臂在测量时间上需稍间隔一段时间，以保证一只手臂被血压计袖带缠绕后血液及时恢复正常流动。

4

坐、立、卧时要关注

人处卧位时，心脏用相对小的压力就可以把血液输送到全身，此时测到的血压就相对低。

而人处坐位或立位时，由于地球的重力作用，心脏就需加大压力才能把血液输送到全身，此时测到的血压会相对高。

值得注意的是，为了便于操作，临床测定的血压是以人处坐位时，手臂与心脏在同一水平面测的血压为准。

5

血压计的种类应了解

现代常见的血压计有：水银柱式血压计、气压表式血压计、电子血压计。

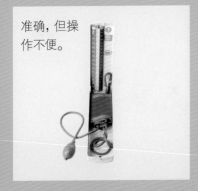

准确，但操作不便。

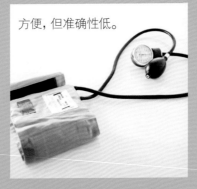

方便，但准确性低。

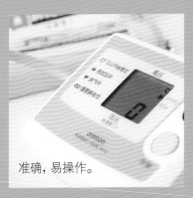

准确，易操作。

（1）水银柱式血压计：传统血压计，测量结果最准确。但这种血压计操作复杂，体积大，不方便携带，如果使用不当还会造成水银泄漏，污染环境，且需要别人的配合才能完成。

（2）气压表式血压计：体积小，携带方便，但随着使用次数增多，会因弹簧性状的改变而影响结果的准确性，要定期与标准的水银柱式血压计进行校准，现在应用很少。

（3）电子血压计：分为臂式、腕式、手指式。上臂式电子血压计可用于血压的日常测量，适合居家自测血压。腕式和手指式的电子血压计准确性较差，但携带方便，适合外出时使用。

6

水银柱式血压计这样用

　　水银柱式血压计的测量比较准确，但是操作起来会有一些麻烦，而且需要别人的配合。在这里教大家如何使用水银柱式血压计。

　　（1）打开血压计，使水银柱的读数降至零，将血压计袖带内的空气排尽后，套在手臂的肘关节以上2~3厘米处。同时要注意测量时的姿势，血压计应与被测量者的手臂、心脏保持同一水平位置。被测者可以选择坐位或卧位进行测量。

　　（2）绑好袖带（不要绑太紧或太松，以1横指为准），在肘窝内侧摸到肱动脉跳动后，将听诊器听头放在肱动脉上，拧紧气袖上的气阀门。快速打气测压。在打气时，测量者应注视血压计的水银柱（注意视线与刻度尽量保持同一水平）。

　　（3）拧开气阀门，使水银缓缓下降。当听到第一声脉搏跳动的声音，此时显示的读数即为收缩压值。继续边放气边

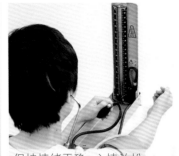

保持情绪平稳，心情放松。

听，直到在某个血压刻度，脉搏声变弱甚至消失，此时显示的血压为舒张压。被测者在测量前要保持心平气和。测量完，应在1~2分钟后，进行重测。选择两次的平均值作为所测得的血压值。

7

电子血压计最简便

　　腕式和手指式的电子血压计，一般不推荐老年人使用，尤其不适用于有血液循环障碍（如糖尿病、高脂血症、高血压等）的患者。

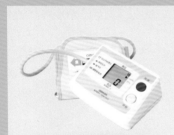

将臂带与心脏高度保持一致。

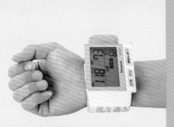

有血液循环障碍的患者不适用。

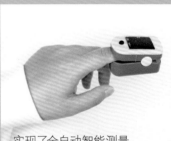

实现了全自动智能测量。

(1)臂式电子血压计：将血压计的臂带套在手臂上，臂带的底部需要高于肘部2~3厘米，绿色的记号应该在手臂内侧，空气管必须在中指方向的延长线上。将血压计的臂带端部握住，一边拉，一边将臂带紧紧地缠在手臂上。

（2）腕式电子血压计：第一个记忆键可以用来查询之前的测试结果，第二个设定键负责设定功能，第三个开关键，只需按开关键，腕式电子血压计就会自动测量。

（3）手指式电子血压计：无须压迫带、只需用手指触摸即可测量血压。它可以方便地给婴幼儿测量血压。另外，在用于日常健康管理时，还可以省去卷起压迫带的麻烦，能够更方便地测量血压。

把每天定时测量的血压值记录下来，可为医生诊断提供珍贵的就医参考。

8

季节交替时血压有波动

一般情况下，温暖的气候可以使人的血压下降，而寒冷的环境可以使人血压升高。特别是中老年人和正在接受药物治疗的高血压患者，在季节交替之时，要随时注意自身的血压变化，并根据血压波动情况，适当调整用药（多数需要调整用药量），同时还要注意以下几点：

（1）连续3~5天定时测量血压，确定血压高低。

（2）发现血压明显增高时，需要增加降压药的用量或服药次数。如需增加剂量，需从小剂量开始，一次可限定为三分之一或二分之一片，增加前须咨询专业医生。

（3）不要随意更换降压药的种类，以免造成血压大幅波动。

（4）调整药物后，仍不能将血压控制在140/90毫米汞柱以下，应及时去医院就诊。

9

血压不可急速降

血压过高，会使患者感到头昏脑胀等不适，想马上将血压降下来，于是盲目服用多种降压药，或者加大剂量，这种操之过急的做法是非常危险的。

高血压患者大多伴有血管硬化，其弹性有不同程度的降低，人体的心、脑、肾等重要脏器需要正常的血液供应，而血流需要较高的压力才能推动。血压一旦大幅度下降，重要脏器的血液供应就要受到影响，如供血不足，易出现缺血、缺氧等症状。

一旦发生脑缺血，患者就会出现头晕、头痛、眼花、颈项强直、上肢麻木、嗜睡、全身无力等症状。如果血压过低、血流缓慢、血液黏稠度增加，血液中的血小板与纤维蛋白容易沉积而形成血栓，阻塞脑血管而发生脑卒中；对高血压合并冠心病的患者，如果血压急剧下降（如收缩压大幅度降低，低于95毫米汞柱时），就易诱发心肌梗死，重者危及生命。所以，患者最好是小幅度逐渐降低血压。

10

测量血压要坚持，出现变化应就医

对自己病情的了解掌握情况关乎着自身的健康安全，这就要求患者提高血压知晓率和控制率。因此建议高血压患者进行定期、长期的家庭血压自测。

家庭自测血压的目的是呼吁高血压患者重视血压变化。自测血压，进而提高高血压患者治疗的依从性，对高血压的鉴别诊断、疗效评估及心血管病发生危险的预测有着重要价值。

所以高血压患者应该养成家庭自测血压的良好习惯，把每天多次测量的血压值进行记录，为医生诊断提供珍贵的参考，同时也是对自身健康安全的负责。

对于初诊高血压或血压控制不佳的高血压患者，建议连续家庭自测7天，每天早晚各一次，每次可测量2~3

遍，取其平均值。血压平稳的患者，建议每周至少测1次血压。家庭自测血压的诊断标准低于诊室的标准（140/90毫米汞柱），为135/85毫米汞柱，当血压高于这个范围时就需要多加注意，提高警惕了。

11

动态血压要了解

血压不是恒定的，受昼夜、天气、环境、饮食等影响，在一天之中不停变化。动态血压就是使用动态血压记录仪测定昼夜24小时的血压状态，在此期间随身携带血压监测仪，每间隔半小时监测仪自动测量一次血压，测得的血压值称为动态血压。动态血压包括收缩压、舒张压、平均动脉压、心率以及它们的最高值和最低值。

动态血压全称为无创性血压监测（ABPM），是受检查者通过佩戴血压记录仪连续记录按设计模式要求的白昼、夜间血压，从而避免了单次测血压之间的客观差异和"白大褂现象"，它有助于筛选临界及轻度高血压，有助于评价降压药物的降压效果，有助于探讨靶器官损伤程度并估计预后等。

12

动态血压监测作用大

（1）有助于发现"白大褂"高血压：通过24小时动态血压监测，患者自身携带测血压装置，没有医务人员在场，可以鉴别"白大褂"高血压和真性高血压。对一些年轻患者，或是性格内向、精神紧张者，在确诊高血压病之前，最好能进行24小时动态血压监测，以排除"白大褂"高血压。

（2）有助于了解血压的波动特点：偶然测一次血压，提供的仅是瞬间血压，难以反映病人在休息时或日常生活中的血压水平，更难以观察患者在各种生理或病理状态下血压波动情况。例如，嗜铬细胞瘤，

进行家庭自测血压，每天多次测量血压，了解血压的波动特点。

它是一种继发性高血压病,以阵发性高血压(血压骤升骤降)为临床特点,若测量血压的时间恰为其缓解期,则很难发现高血压症状。而24小时动态血压能测量人体昼夜不同时间内的瞬间血压,所得数据远较偶测血压值多得多,亦大大避免了偶测血压的缺点。

(3)有助于判断高血压病情:可以通过昼夜血压节律评估高血压病的严重程度。正常情况下,血压呈昼高夜低型(白天较高,晚上有所下降)。有一部分患者,则表现为白昼血压低下或直立位低血压,夜间血压持续升高,多见于严重自主神经功能障碍和一部分有明显动脉粥样硬化的高龄患者。

(4)有助于判断预后:一般认为血压升高造成的心血管损害,是循环系统长期承受压力过高的结果,而偶测的血压并不能反映个体的平均血压水平。24小时动态血压测量的血压值与心血管事件的相关性

明显优于偶测血压,可用于预测心血管病。此外,凌晨血压突然升高者,更容易发生心脑血管事件。

13

如何测动态血压

此项检查需要到医院租用医院的自动血压监测仪,医师将袖带式动态血压记录仪绑在患者手臂上,随后设定程序进行24小时血压监测。动态血压仪器一般会每隔20~30分钟测压一次,自动保存数据。其间,患者可以正常生活、工作和休息。24小时后回到医院取下仪器,由医师回放数据,可获得24小时平均收缩压、舒张压、心率,白天与夜间平均收缩压、舒张压及心率,血压最高值和最低值及其所对应的时间点等信息。目前推荐正常值,白天

不超过140/90毫米汞柱,夜间不超过120/80毫米汞柱。

动态血压监测过程中需要注意:

(1)测量过程中要尽量使生活方式同往常一致。

(2)袖带开始打压测量时,尽量保持安静停止活动,以保证测量数据的准确可靠,从而减少误差。

(3)在此期间若有不适,需将开始及结束的时间记录下来,时间尽量精确。

(4)一般监测仪都会有提醒按钮,即发生不适时按一下,分析数据的医师会对这一时段的血压变化着重分析。

(5)监测过程中尽量远离强磁场环境,例如手机、电脑、微波炉、电磁炉等,防止磁场干扰监测仪工作导致数据信息紊乱。

(6)若过程中出现极度不适,可立即终止监测前往医院就诊。

(7)检查期间不能洗澡、游泳等,防止监测仪进水。

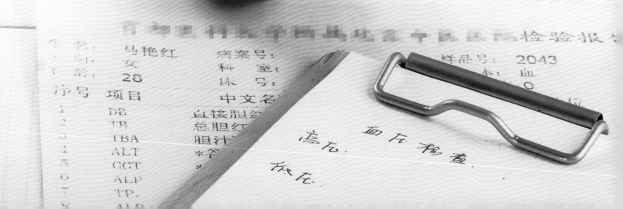

7:00a.m.
第一杯水、降压药

晨起补水、服药对高血压患者来说是非常重要的，清晨喝水既可以补充一晚上身体代谢所需的水分，也有助于大便排泄，更有利于防止心血管疾病的发生。根据血压"两峰一谷"的波动规律，清晨吃药是控制白天血压的重要举措。随着清晨第一杯水的饮用，清晨降压药宜同时服用。

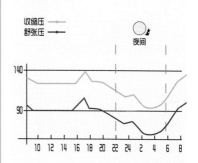

早餐醒来后血压开始上升，需多加注意。

1

第一杯水，您喝对了吗

清晨喝水是非常有好处的，并不只是对高血压患者，对常人也是。清晨喝水有利于迅速稀释血液，但需要注意的是，高血压患者喝的水最好是温水，喝水不能太快。喝水时，在嘴中含一下，再缓缓下咽。一杯水的量应控制在150~300毫升。

血液黏稠度高的高血压人群，同时还要注意在睡前及醒来时及时补充水分。晚上睡觉前半个小时饮水，可防止晚上因为水分散失导致的血液黏稠。半夜如果醒来上厕所，也要再补充一杯水。一觉睡醒后，再来一杯水，避免在血液黏稠时就开始一天的各种活动，引发血栓。

2

最好不要喝含盐水

晨起喝水还有助人体排出体内积蓄一夜的多余盐分，补充身体缺水状态。而喝含盐水反而会加重人体脱水状态，令人倍感口干。而且，早晨是人体血压升高的第一个高峰，喝含盐水会使血压更高。这对正常人都是有害的，对高血压患者，尤其是老年人来说更是危险。

3

可饭前服降压药

前面提到过，血压有"两峰一谷"，即两个高峰期和一个低

谷期。降压药分两种，一种是长效降压药（二十四小时吃一次），一种是短效降压药（一日吃三次）。不管是哪种药，高血压患者早上起床先服降压药，然后再做其他运动。如果是短效降压药一天需服2或3次，最后一次一定要在睡觉前3小时服用，避免夜间发生心肌梗死和脑卒中。

4

听从医嘱选适合的降压药

高血压患者在用药方面要加倍小心，必须根据自身血压状况，听从医嘱来寻找适合自己的药物服用。降压药类型多，品种繁多，药物的适宜、禁忌以及联合应用是一件复杂的事，且需要在临床经验丰富的医生指导下应用，所以高血压患者不能擅自服用降压药。也许你听说身边有人自行服用降压药，并且血压控制的不错，但那只是少数，因为误服药物导致的脏器损伤无法估量。

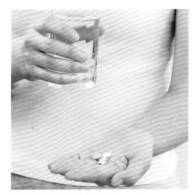

清晨或早饭前服用降压药。

5

如何选西药降压药

（1）钙拮抗剂（CCB）：最为高血压患者所熟知、应用最广的一类降压药。适合用钙拮抗剂的人群是老年高血压、单纯收缩期高血压（只有收缩压高，舒张压不高）、高血压伴稳定性心绞痛、高血压伴有冠状动脉或颈动脉粥样硬化及周围血管病（如下肢动脉狭窄）者。

（2）利尿剂：此类药物尤其适用于老年高血压、单纯收缩期高血压、伴有心力衰竭的高血压患者。其副作用与剂量密切相关，故通常采用小剂量。常见的不良反应有低血钾、高尿酸血症，故应该注意复查血钾，有痛风的患者禁用。

（3）β受体阻滞剂（BB）：适用于合并冠心病（包括心绞痛、心肌梗死）、心率快或有期前收缩等快速型心律失常、慢性心力衰竭、甲状腺功能亢进、焦虑等情况的高血压患者，尤其适用于年轻患者。常见不良反应有：疲乏、肢体冷感、激动不安、心动过缓等，还可能影响糖、脂代谢。本身就心率慢（<55 次/分）、有缓慢性心律失常和支气管哮喘的人禁用。应该注意的是，对于合并冠心病心律失常，尤其是心率快的人群，长期应用β受体阻滞剂，突然停药后会有"反跳"现象，如血压反跳性升高、心动过速、心绞痛发作、焦虑等，因此一定要在医生的指导下逐步停药，切忌自己突然断药。

（4）血管紧张素转换酶抑制剂（ACEI）：适用于合并糖尿病、肾病、蛋白尿、代谢综合征、慢性心力衰竭、心肌梗死的高血压患者。最常见的不良反应是持续性干咳，多见于用药初期，症状轻者可尝试继续服药，不能耐受者应换药。用药期间注意复查血钾和肾功能，有严重肾功能不全、高钾血症、双侧肾动脉狭窄的患者以及妊娠妇女不能应用此类药物。

（5）血管紧张素Ⅱ受体拮抗剂（ARB）：是降压药家族中最"年轻"的成员。临床常用到的种类包括厄贝沙坦、氯沙坦、缬沙坦、替米沙坦等以"沙坦"为后缀的药物，作用机制与血管紧张素转换酶抑制剂类似，其适用人群、不良反应和禁忌症也类似血管紧张素转换酶抑制剂，但是服药后干咳较少。

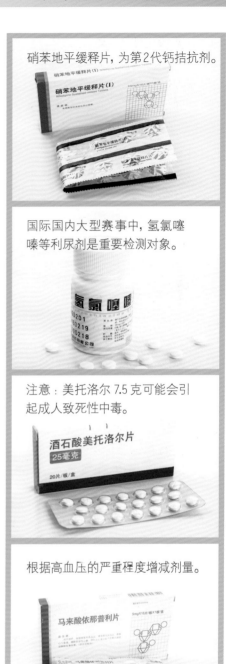

硝苯地平缓释片，为第2代钙拮抗剂。

国际国内大型赛事中，氢氯噻嗪等利尿剂是重要检测对象。

注意：美托洛尔 7.5 克可能会引起成人致死性中毒。

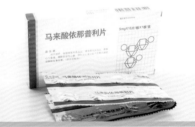

根据高血压的严重程度增减剂量。

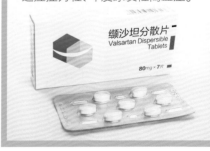

适应症为轻、中度原发性高血压。

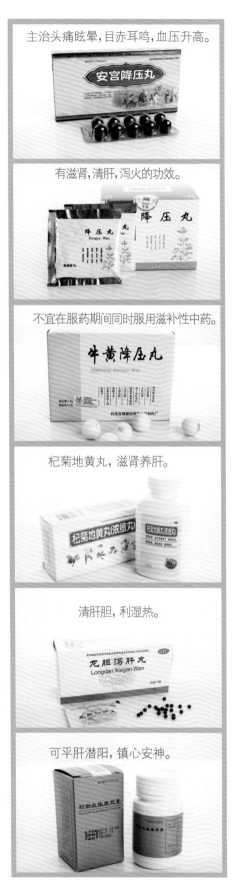

主治头痛眩晕, 目赤耳鸣, 血压升高。

有滋肾, 清肝, 泻火的功效。

不宜在服药期间同时服用滋补性中药。

杞菊地黄丸, 滋肾养肝。

清肝胆, 利湿热。

可平肝潜阳, 镇心安神。

6

中药降压药的种类

（1）适用于肝阳上亢型高血压的有：安宫降压丸、罗布麻降压片、山绿茶降压片、脑立清、天麻钩藤颗粒等。适用于肝火上炎症高血压的有：降压避风片、降压丸等。适用于痰火症高血压的有：牛黄降压丸、高血压速降丸等。适用于肝阳上亢兼血瘀型高血压的有：松龄血脉康、降压片、镇心降压片、脉君安片等。

（2）适用于阴虚阳亢型高血压的有：清脑降压片、杞菊地黄丸、山楂降压片等。

（3）适用于肝胆湿热型高血压的有：龙胆泻肝丸等。

7

必要情况下搭配服用

高血压的诱发因素很多，其发病的机制也比较复杂，而大多数的降压药往往只针对某一个发病机制起作用，而对于其他的发病机制则很难起到治疗效果。

所以，只服一种降压药对长期控制血压效果不是很好。搭配使用多种降压药的治疗方案降压效果可靠、稳定。

因此，患者在治疗高血压的过程中，既要坚持长期服药，又要在医生的指导下联合用药，从而最大限度地发挥降压药物的作用。

8

降压药切忌随意停

在高血压患者中，有一个常见的观点：血压降至正常后即可停药。这是一个误区，高血压患者切忌随意停药，一定得服药。持续稳定地用药治疗，是为了稳定血压，而不是药物成瘾和毒副作用。

但是不少患者拒绝药物治疗而选择保健食品，从而导致血压长时间不能达标，甚至出现较严重并发症后被迫就医。

有的患者血压高就吃，不高了就停；过几天又高再吃，血压降下来再停或者有症状就吃，没症状就停。殊不知，吃吃停停会导致血压波动。血压不稳定也容易发生心脑血管意外。即使血压降至正常，也要在医生指导下才能减量。

另外一个常见的错误观点是：优先选择质次、价低的非医师推荐的一线药物，担心以后没有好药用或好药用多了将来没有效果、无药可选。其实高血压治疗重要目的在于降低并发症发生的风险，不能够"留有余地"，等待并发症发生后再用效果好、副作用少的药物，为时已晚。

9

吃药时间需有规律

我们每天的血压水平是规律波动的：24小时内有两个血压高峰时间，即6:00~8:00，16:00~18:00。一般在这两个高峰前半小时服药，降压作用就会比较好。

但也有一些特殊情况，比如有些患者凌晨血压升高，那么就需要在睡前加服一次药。但大部分人夜间入睡时血压比白天下降20%左右，故睡前服用降压药，容易导致血压大幅度下降，造成心、脑、肾等的器官供血不足，所以是否睡前用药一定要在血压监测的基础上咨询医生后决定。

10

不吃药降血压靠谱吗

目前，很多患者会有这样一个期盼——不服药就能降血压。其实，不服药的治疗方法主要是为了倡导健康的生活方式，辅助降压，但不能替代药物。

不服药治疗高血压病，事实上只适用于少部分血压轻度升高的患者和一过性高血压患者。事实上，高血压病一旦确诊，绝大多数患者均应长期口服降压药物，并在非药物治疗的支持下坚持服药。药物治疗是基石，非药物治疗是辅助，只有两

者相辅相成，才能更好地控制血压。

11

控制血压越早越好

很多年轻患者被诊断为高血压后，不愿意服药，担心服用降压药久后会产生"抗药性"，用得太早会导致以后用药无效，趁现在症状不重就不用药！在这里提醒大家，这是非常错误且十分危险的想法。

血压升高的主要危害是不知不觉中损害全身的血管，损害心、脑、肾等多个器官的功能，血压控制得越早，能越早地保护血管，预防心、脑、肾和血管损害，其远期预后越好；不要等发展到心、脑、肾等脏器损害时再用药，那时，就已错过了最佳治疗时机。

12

服药期间勤量血压

有些人以为只要服药就万事大吉了，不关注自己的血压值，不再定期测量血压，这样是不对的。因为影响血压的因素很多，如吸烟、饮酒、熬夜、情绪的波动等都会引起血压的波动，不测血压就不能及时发现状况，因此，服药期间也要养成测血压的习惯，以便发现问题及时解决。

除了监测血压，心率的监

测对于高血压患者来说也非常重要，监测心率能及时发现高血压合并心房颤动等心律失常的发生，以便及早治疗。

大多数高血压患者需长期服用降压药。

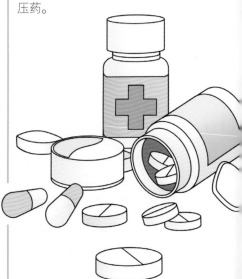

7:10a.m. 上厕所

高血压患者,特别是老年患者在上厕所时发生脑卒中者甚多,有些还会危及生命,不仅给个人生活增加不便,也给家人带来极大的痛苦。因此,在这里提醒高血压患者,在上厕所时需要尽量采取坐位并要积极解决上厕所困难的问题。

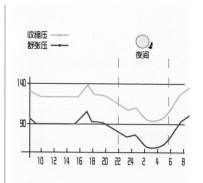

早晨是人体血压升高的第一个高峰。

1
切忌大便过于用力

高血压患者在厕所里容易发生脑卒中和心肌梗死,这其中的主要原因就是便秘。无论血压正常与否,排便时用力都会使血压迅速升高,并在短时间内出现反复波动。用力过度,血压的变化就会变得激烈,可能会使大脑和心脏产生问题。因此,高血压患者在上厕所时要注意不要过于用力。

2
切忌小便不及时

高血压患者需注意不要憋尿。憋尿会使膀胱壁处于紧张状态,引起血压升高,为了使血压下降,毛细血管就会扩张。可一旦排尿,解除了膀胱膨胀的状态,虽然血压下降,但是此时的毛细血管仍旧扩张,这会引起排尿后血压迅速下降,严重时可能会导致晕厥。

3
男性高血压患者小便时,坐位比站位好

男性高血压患者站立姿势小便时,腹部以下的容量血管蓄血增多,回心血量锐减,如果再加上屏气排尿的话,就会引起胸腔内压力增高,过度膨胀的膀胱急速排空后,腔内压力就会降低,进一步加剧了回心血量的减少,导致血压一过性过低,造成暂时性广泛性脑血流减少,可能会出现一过性

昏蒙甚至晕厥,此时血压亦可出现反射性增高,尤其是高龄并且循环功能较差的患者更易出现这种状况。这种高血压患者如厕时应尽量采取坐位,避免屏气,也不要骤然坐下或站立,便池旁装备扶手及椅子,以防摔倒。

站位小便会导致血压一过性降低,高血压患者宜采用坐位。

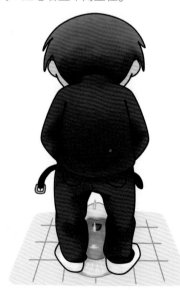

4

通过大便看体质

气虚质	阴虚质	阳虚质	湿热质	气郁质
大便不干硬，虽有便意，但排便困难，用力努挣则汗出短气，便后乏力，兼有面白神疲，肢倦懒言，舌淡苔白，脉弱。	大便干结，如羊屎状，兼有形体消瘦，头晕耳鸣，两颧红赤，心烦少眠，潮热盗汗，腰膝酸软，舌红少苔，脉细数。	大便干或不干，排出困难，小便清长，面色㿠白，四肢不温，腹中冷痛，或腰膝酸冷，舌淡苔白，脉沉迟。	大便黏滞不畅或燥结，口苦口黏，面垢油光，易生痤疮，小便短黄，舌质偏红，苔黄腻，脉滑数。	大便干结或不甚干结，欲便不得出，或便而不爽，肠鸣矢气，腹中胀痛，嗳气频作，纳食减少，胸胁痞满，舌苔薄腻，脉弦。

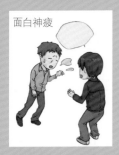
面白神疲

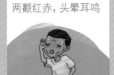
两颧红赤，头晕耳鸣

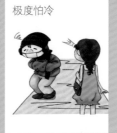
极度怕冷

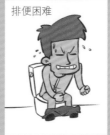
排便困难

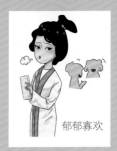
郁郁寡欢

5

传统疗法助排便

平素大便干结者，可服用草决明茶，既有利于控制血压，又可以润肠通便。

若患有高血压，又容易大便干燥，则要及时就医。因体质不同，不可妄用泻下药，应在医生指导下应用药物。其他如局部的按摩或拔罐等保健手法，可以做为辅助手段。具体操作方法如下：

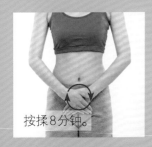
按揉8分钟。

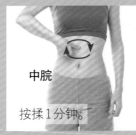
中脘
按揉1分钟。

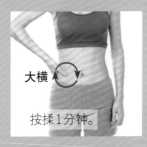
大横
按揉1分钟。

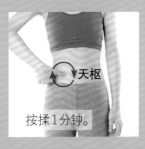
天枢
按揉1分钟。

(1) 双手叠掌置脐下腹部，按顺时针方向作螺旋式旋转摩擦，上至肋弓，下至耻骨联合，持续8分钟，操作须匀速、缓慢、柔和、有力。

(2) 中脘穴位于上腹部，正中线上，肚脐往上5横指处。用拇指螺纹面按揉中脘穴持续1分钟，刺激度以耐受为宜。

(3) 大横位于腹中部，脐中旁开4寸处。用拇指螺纹面按揉大横穴持续1分钟，刺激度以耐受为宜。

(4) 天枢穴位于腹部，横平脐中，前正中线旁开2寸处。用拇指螺纹面按揉天枢穴持续1分钟，刺激度以耐受为宜。

大便干燥，伴有口干、口臭、心烦、腹痛拒按的症状。

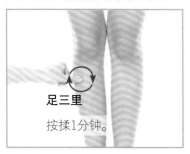

足三里

按揉1分钟。

（1）足三里穴位于小腿外侧，站位弯腰，同侧手虎口围住髌骨上外缘，余四指向下，中指指尖处即是。用拇指螺纹面按揉足三里穴持续1分钟，以有酸胀感为度。

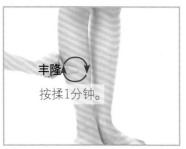

丰隆

按揉1分钟。

（2）丰隆穴位于小腿外侧，外踝尖上8寸，胫骨前肌的外缘处。用拇指螺纹面按揉丰隆穴持续1分钟，以有酸胀感为度。

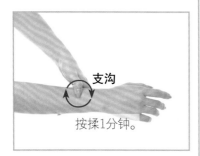

支沟

按揉1分钟。

（3）支沟穴位于前臂后区，腕背侧远端横纹上3寸，尺骨与桡骨间隙中点处。用拇指螺纹面按揉支沟穴持续1分钟，以有酸胀感为度。

大便干燥，伴有腹胀、经常叹气、情绪抑郁的症状。

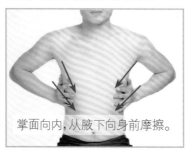

掌面向内，从腋下向身前摩擦。

（1）斜擦两胁，将双手掌面贴于两侧肋弓，分别从两侧腋下向身前摩擦，以微有热感为度。

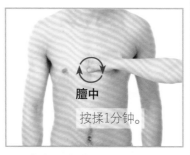

膻中

按揉1分钟。

（2）膻中穴在胸部，两乳头连线中点，前正中线上即是。用拇指螺纹面按揉膻中穴持续1分钟，以微有热感为度。

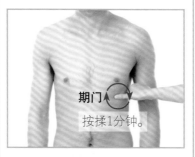

期门

按揉1分钟。

（3）期门穴在胸部，自乳头垂直向下推2个肋间隙处即是。用拇指螺纹面按揉期门穴持续1分钟，以微有热感为度。

大便干燥，排便时有无力感、易疲劳的症状。

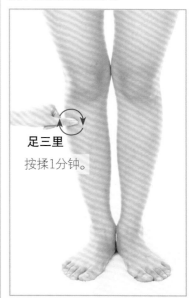

足三里

按揉1分钟。

（1）足三里穴位于小腿外侧，站位弯腰，同侧手虎口围住髌骨上外缘，余四指向下，中指指尖处即是。用拇指螺纹面按揉足三里穴持续1分钟，以有酸胀感为度。

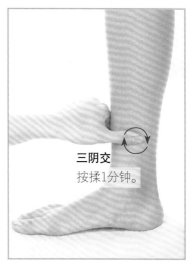

三阴交

按揉1分钟。

（2）三阴交穴位于小腿内侧，胫骨内侧面后缘，内踝尖直上4横指处。用拇指螺纹面按揉三阴交穴持续1分钟，以有酸胀感为度。

6

老年高血压患者大便时，坐位比蹲位好

排便，对于很多人来说，是件平常、轻松的事，但对于部分老年人，特别是排便费力、困难的便秘者，却是一个不小的负担。他们排便时间可长达30分钟以上，不仅加重自身的心理负担，影响生活质量，而且在某些情况下还存在或多或少的隐患。

老年人生理功能衰退，下肢血脉不畅，肌力不足，久蹲容易发麻和疲乏，特别是在患心脑血管疾病时，血压调节功能减弱，血管的脆性增加。如果有便秘，还要屏气，使腹壁肌肉强烈收缩，增加了腹部压力。一旦用力太大，腹腔内脏中的血液将被迫在短时间内上涌至心脏和脑部，使心脏负担明显加重，脑血流量也增加，于是促使这些器官的压力骤然上升。所以，大便时最好选择坐位。

7

上厕所后为什么会流鼻血

高血压的患者需要注意，引起鼻出血的原因有很多，特别是对于高血压的患者，不能紧张，也不能做幅度较大的运

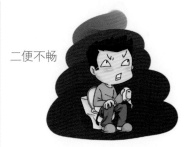

二便不畅

动。就像一个水管，压力大了，总是在最容易、最薄弱的地方冲开，以便减压。

建议患者做鼻腔压迫止血，控制血压。并按医嘱为鼻腔换药，并看看压迫的地方还有没有出血，如果有明确的出血点，可以考虑激光焊接，但平时一定要控制血压，以免再犯或发生其他部位的出血，比如颅腔。

8

排便的注意事项

据研究，排便时脑动脉压力可增加20毫米汞柱以上。老年人血管调节反应差，久蹲便后站起容易发生一过性脑缺血，容易晕倒。宜采用坐位。此外，需养成定时排便的习惯，定时去坐马桶，只要坚持就会形成条件反射，下次坐马桶时身体就会发出排便的信号。

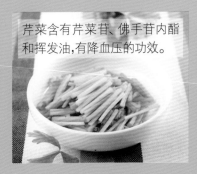

芹菜含有芹菜苷、佛手苷内酯和挥发油，有降血压的功效。

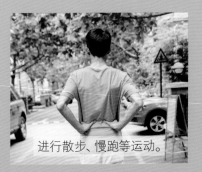

进行散步、慢跑等运动。

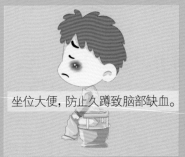

坐位大便，防止久蹲致脑部缺血。

(1) 每天进食一定量含粗纤维的食物，多吃新鲜蔬菜和水果。每天保持一定的饮水量。

(2) 在身体条件允许的情况下，进行力所能及的体育锻炼，可促进肠蠕动，利于粪便及时排出。

(3) 大便时应取坐位，不宜用蹲位，站起时应缓慢；病情较重者，宜平卧床上排便，以防发生意外。

7:30a.m. 晨练

有的人说,为了避免意外,高血压患者不适合运动,其实不然,高血压患者可以适当锻炼。当然,在身体出现不适的时候,要停止运动,不过,在没有出现不适的情况下,是需要坚持进行规律的运动的。当你养成了运动的习惯后,就会发现,适当有规律的运动对血压也是有好处的。

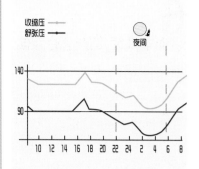

早晨血压上升,但适当有规律的运动有利于控制血压。

1

坚持晨练助减肥

许多患者的肥胖程度与血压升高是平行关系。肥胖者多伴有高脂血症,也就是说血液黏稠度高,血管弹性不良。减肥和控制血压是相辅相成的,要想控制血压的增高,那么首先得控制体重的增加。

高血压患者减肥的方法主要是控制饮食和增加体力活动。要充分认识肥胖的危害性,循序渐进,控制饮食,切忌急于求成。否则会引起营养不良,头昏眼花,四肢无力,致使体力活动减少,反而增加体重。

2

一天需要运动多久

高血压患者运动一定要掌握好运动量,高血压患者不是不能运动,而要适量运动。

(1)一般一天运动半个小时为佳,每天以走3千米或6000步的长度为宜。如果一次完成不了,可以分2~3次完成。

(2)在运动的时候,要有一个好的运动强度。如果正常人运动强度是"十"的话,那么高血压的人,运动到"七"就可以达到一个好的效果。

(3)一周可以选择五天的时间来运动,这样,也能达到一个好的运动效果。

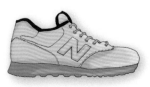

运动要选择舒适的鞋子。

3

要做有准备的运动

(1)运动前要检测血压,以确定是否适合锻炼。

(2)注意周围环境气候,夏天要避免骄阳高照;冬天要注意保暖,防脑卒中。

(3)建议穿着舒适吸汗的衣服,选棉质衣料、运动鞋等为佳。

(4)避免体位变动较大和爆发用力、突然用力,如猛力提或举一重物。

(5)开始运动或增加运动强度时,应在运动前、后监测血压;合并冠心病时,应监测运动中血压和应用心电监护;非监测运动者应定期进行评估。

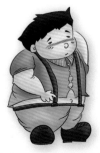

肥胖高血压患者要控制饮食。

4

选择中低强度的运动为佳

只有运动强度掌握得当才能体现运动的效果。而高血压运动疗法倾向于中低强度。中低强度运动的降压作用比高强度的运动更好。尤其是对二级以上的高血压患者，不提倡高强度运动。还要注意的是，要从小运动量开始，不能猛然增加运动量，突然做高强度运动。同时运动前做好充分的热身工作，运动后做好放松工作也非常必要。

5

可以这样判断运动强度

运动后以不发生头晕、心慌气短，不是非常疲劳为度。

如果运动结束后一个小时心跳频率还是高于平时，那就是运动强度过大。运动后晚上难以入睡，或第二天过于疲乏醒不来，也说明运动强度可能过大了。建议大家结合这两方面找出适合自己的运动强度和衡量方式。

6

高血压患者宜选择有氧运动

所谓无氧运动，就是在运动过程中要"憋气"，机体暂时不进行氧气代谢，而是通过体内肌肉乳酸代谢提供运动能量，如举重、快速奔跑、单双杠等需要爆发力的运动，包括推、拉、举等肌肉静力性练习，都属于无氧运动。

高血压合并冠心病、动脉粥样硬化等患者，进行无氧运动可引起血压升高，心率加快。冠心病患者可能会出现心肌缺血，达到危险值，便容易出问题。

比如说俯卧撑，它属于静力性的运动，需要肌肉爆发力，显然不适合高血压患者。而有氧运动如慢跑、散步、太极拳、瑜伽等，则是比较适合高血压患者的运动。

散步适合各期高血压患者，慢跑和长跑的运动量比较大，适用于轻症患者。高血压患者长期坚持慢跑锻炼，可使血压平稳下降，脉搏平稳，消化功能增强，症状减轻。跑步时间可由少逐渐增多，速度要慢，不要快跑。患有冠心病者则不宜长跑，以免发生意外。

运动要适度。散步、慢跑较适宜，而哑铃训练、跳绳、骑自行车要适度，快速奔跑、球类运动不宜。

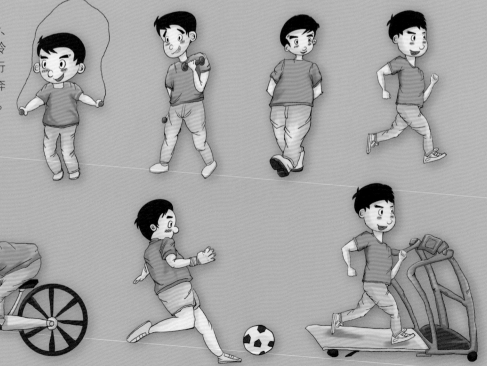

7

可随时做甩手操

甩手操具有调节神经系统功能的作用，有助于神经细胞从兴奋状态转入抑制状态，使过度兴奋而致功能紊乱的神经细胞恢复正常，对于缓解高血压、头痛、神经衰弱等疾病有一定的作用，但也应坚持正规的降压药物治疗。

甩手应选择空气新鲜的场所，不宜空腹或饭后立即进行。甩手时应全身放松，呼吸自然。运动中发生头晕、两臂酸沉等现象时，应适当减量或停止。

（1）甩手前身体应站直，两眼平视前方，两脚分开与肩同宽，两臂自然下垂，掌心向内。

（2）甩手时，两臂前后或左右来回摆动，前摆时两臂与身体的垂线夹角不超过60°，后摆时不超过30°。摆动频率每分钟不宜超过60次，每日锻炼1或2次，每次甩手100~500下。

8

散步30~60分钟

散步适用于各类高血压患者。较长时间步行后，舒张压可明显下降，症状也会随之改善。散步时间一般为30~60分钟，每天1~2次，速度可按每人身体状况而定。到户外空气新鲜的地方去散步，是运动防治高血压简单易行的方法。

9

慢跑15~30分钟

慢跑和长跑的运动量比散步大，适用于临界高血压患者。高血压患者慢跑时的最高心率每分钟可达120~136次，长期坚持锻炼，可使血压平稳下降，脉搏平稳，消化功能增强，症状减轻。跑步时间可由少逐渐增多，以15~30分钟为宜。速度要慢，不要快跑。

10

球类运动宜选小球

作为喜欢球类运动的高血压患者，在选择球类运动时一定要尽量选择"小球"。如乒乓球、羽毛球、台球、保龄球、高尔夫等，但也不要时间过长，运动量过大，同时在运动时要保持平静的心态，不可急躁。

11

24式太极拳，舒缓又养性

太极拳对高血压患者来说是有益的运动。太极拳包含着平衡性与协调性的动作，有助于改善高血压患者动作的平衡性和协调性。适合中老年以及一级以上高血压患者。本书附录中，为您提供了详细的24式太极拳的图、文，可根据内容适度锻炼。

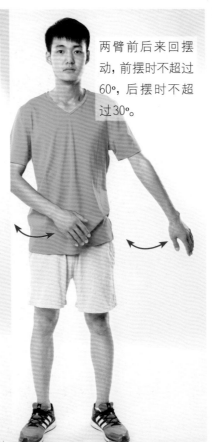

身体自然站立，两脚与肩同宽。

两臂前后来回摆动，前摆时不超过60°，后摆时不超过30°。

12

学五禽戏

五禽戏是东汉名医华佗编创的，模仿熊、虎、猿、鸟、鹿的动作，来锻炼自己的身体。

（1）虎戏，经常练习能使人强筋健骨，精力旺盛；可以增强人体肝胆的疏泄功能，对内分泌疾病有利。

（2）鹿戏，经常练习能增强体力，益肾固腰；适合中老年人长期练习，对关节炎等结缔组织疾病效果较好。

（3）猿戏，经常练习能使头脑灵活，增强记忆力，可以悦心情、畅心志，改善心悸、失眠、多梦、盗汗、四肢发冷等症状。

（4）熊戏，经常练习能增进消化，促进睡眠，增强脾的运化功能，使不思饮食、腹痛、腹胀、便秘、腹泻等症状得以改善。

（5）鸟戏，经常练习能调和呼吸，疏通经络，增强肺的呼吸功能，有效缓解鼻塞、流涕、胸闷气短等症状。

一般来说，练习五禽戏时最好在空气新鲜、草木繁茂的场所。每天四五次，每次10分钟即可达到锻炼的效果。

13

发现不适，及时停止

高血压患者如有血压波动厉害、心绞痛明显、头晕等现象，应当停止运动锻炼，待用药病情稳定后再开始运动疗法。如果是继发性高血压，需先确定原发因素。首先针对原发疾病进行治疗，再安排合适的运动疗法。

14

阴雨、雾霾天不宜晨练

高血压患者运动的时候要注意环境气候变化，保暖防寒，衣服、鞋子要选择好。如遇阴雨、雾霾、寒冷的天气，不建议大家进行晨练。

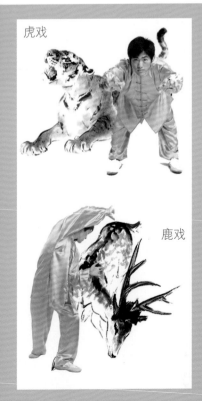

虎戏

鹿戏

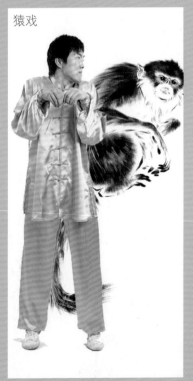

猿戏

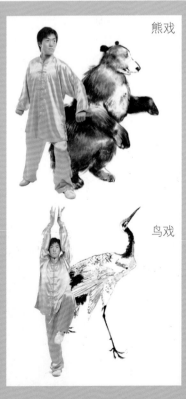

熊戏

鸟戏

8:20a.m. 早餐

早餐进食的食物决定了人们一上午的工作和生活状态，如果没有按规律进食早餐，到了上午10:00左右便会出现血糖偏低的状态，这将严重影响脑的正常机能，尤其是高血压患者，严重的还会出现头晕、心悸、眼花等症状，更严重的还会失去意识而晕倒，所以吃早餐很重要。

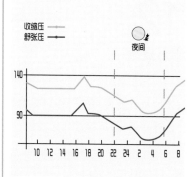

8:00过后，血压从峰值开始逐渐降低。

1

控制早餐摄入量

前面提到过，血压和体重的关系非常大，而控制体重最重要的就是管住嘴。高血压患者减重的时候，可以从每日减少主食100~150克开始，食量大者可以从每日减150~200克开始，以后再根据体重和其他反应进行调整。

减少摄入糖果、肥肉以及油脂多的干果等，多吃蔬菜和水果等低热量食物，既可减轻饥饿感，又能供给充足的矿物质和维生素。

减少主食量时，适当增加优质蛋白质的摄入，以增加热量消耗，提高减重效果。控制饮食要长期坚持，否则体重会很快恢复到原有水平，甚至更加肥胖。

2

早餐不宜吃太饱

高血压多发生于中老年人和肥胖人群，早餐吃七八分饱有减轻胃肠道负担的作用，使体重控制在理想范围之内，这将对控制血压、血脂及减轻症状有不言而喻的好处。而且，研究发现，食物进入胃内便会

促使血压升高，如果吃得过饱，将会使血压迅速上升。

3

高血压患者冬季早餐怎么吃

进入冬季，天气寒冷，许多人为了御寒，防止上班途中消耗更多的能量，往往在早餐中吃得多一些，甚至有时还嘱咐家人也要多吃一些，以达到御寒的目的。但是有高血压、冠心病及呼吸道疾病的患者，这样做可能会出现心慌、气短、咳嗽等现象，甚至出现心绞痛、气喘及剧烈咳嗽。

所以早餐食入量要适当。尤其在冬季雪雾天时，更要注意早餐不要吃得过饱。因为雪雾天，气压低、湿度大，当吸入冷空气时也会吸入较多的湿冷气雾，会刺激呼吸道黏膜，产生咳嗽，当吃得过饱时，可能还会呕出当餐的食物。

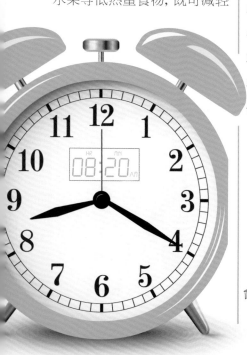

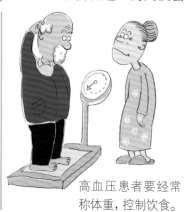

高血压患者要经常称体重，控制饮食。

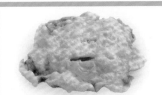

太过油腻的食物可使人记忆力衰退，加速人体老化。

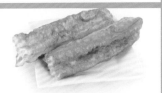

油条含有铝元素，铝是一种非必需的微量元素。

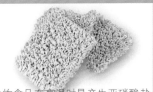

油炸食品在高温时易产生亚硝酸盐类物质。

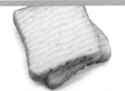

如要进食面包，应选择谷物面包或全麦面包。

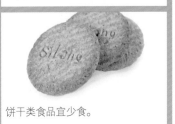

饼干类食品宜少食。

4

这些早餐食品宜少吃

油饼

油饼在制作过程中会加入很多油脂，这些油脂部分会被饼吸收，其热量高、油脂高，高脂血症患者、糖尿病患者、肝肾功能不全者不宜长期食用。

油条

油条是高热量、高油脂、低维生素食物，食用后会增加体内脂肪，不利于血压、血脂的控制，容易发胖，故应慎食油条。

方便面

大部分方便面采用油炸的方法对面块进行干燥，因此方便面油脂含量高，并含有大量添加剂，容易引起血压、血脂升高。

面包

市面上有些面包加入了芝士、奶油、牛油，含有很高的饱和脂肪酸。一些面包在制作的过程中，增加了盐、糖和食用脂肪，含有更高的热量。高血压、高脂血症患者不宜食用这类面包。若想要食用面包，应选择谷物面包或全麦面包。

饼干

饼干在制作过程中可能会加入很多油，从而使油脂含量比较高，容易使血脂升高，对预防高脂血症和心脏病不利。

5

警惕早餐中"藏起来"的盐

"藏起来"的盐主要指调料中的酱油，还有一些加工食品本身就是高盐食品，比如鱼干、腐乳、方便面、香肠、火腿、咸蛋、咸味面包等，这些产品的含盐量不容忽视，而且这类加工食品往往很可口，会让人们不知不觉中摄入很多的盐。

6

一周早餐食谱推荐

周一早餐推荐：豆浆 + 豆渣蜜豆小窝头 + 素拍黄瓜

豆渣蜜豆小窝头

【材料】熟豆渣 100 克，蜜豆 50 克，玉米面 150 克，酵母粉 3 克，豆浆 180 毫升。

【做法】将玉米面、熟豆渣、蜜豆和酵母粉放入容器中，倒入豆浆，一边倒一边搅拌。将材料揉匀成面团，盖上湿布饧发 30 分钟，取一份小面团约 30 克，搓成窝头状。用手指在底部按一个小坑，将做好的窝头放入蒸锅中，互相之间要留一些空隙，蒸锅上汽后，蒸 15 分钟即可。

【功效】可调节内分泌系统，降低血压、血脂，减轻心血管负担。高尿酸者不宜常食。

窝头中除了蜜豆，也可放一些红枣。

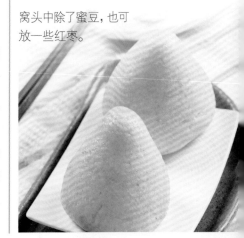

周二早餐推荐：豆浆＋玉米面窝头＋凉拌金针菇

凉拌金针菇

【材料】金针菇75克，豆芽100克，葱花、橄榄油、盐各适量。

【做法】金针菇、豆芽分别洗净去根，沸水焯30秒，沥干。橄榄油、盐调成味汁，淋在金针菇和豆芽上拌匀，撒上葱花即可。

【功效】橄榄油含有不饱和脂肪酸、亚油酸、维生素E、维生素D等，可改善消化功能，促进血液循坏，防辐射，抗衰老。

在调制时可适当攥紧金针菇，挤出部分水分。

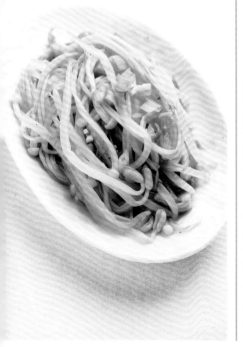

周三早餐推荐：大白菜米粥＋素炒胡萝卜＋香蕉

素炒胡萝卜

【材料】胡萝卜1根，青椒1个，海鲜菇、盐各适量。

【做法】胡萝卜、青椒、海鲜菇洗净切丝，油锅烧热，加入海鲜菇丝、胡萝卜丝和青椒丝翻炒，后加入盐调味即可。

【功效】胡萝卜益肝明目、利膈宽肠。青椒助消化、降脂。海鲜菇抗衰、降低胆固醇。

除了青椒、海鲜菇，也可根据个人喜好放入木耳等进行搭配。

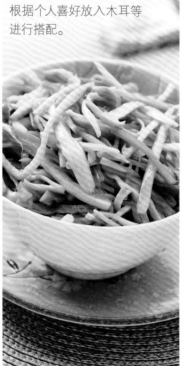

周四早餐推荐：牛奶＋花卷＋花生米拌菠菜

花生米拌菠菜

【材料】菠菜200克，花生米50克，盐、蒜、生抽、米醋、香油各适量。

【做法】花生米放入锅中小火炸香炸熟，晾凉，蒜切末。锅中放水，放少许盐，菠菜放到沸水中焯熟，再放入凉水中过凉，沥干水分。菠菜切段，加生抽、米醋、盐、蒜末、香油搅拌均匀，再撒入花生米即可。

【功效】菠菜具有促进肠道蠕动的作用，利于排便，且能促进胰腺分泌，帮助消化。花生米含有白藜芦醇，有助降低血小板聚拢，防止动脉硬化。

菠菜含草酸较多，会对钙的吸收有影响，一定要用开水焯一下再烹调。

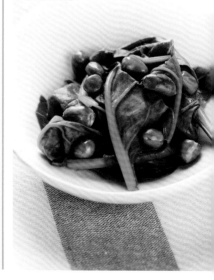

周五早餐推荐：水煮鸡蛋 + 花卷 + 芹菜拌豆腐干 + 苹果

芹菜拌豆腐干

【材料】豆腐干100克，芹菜200克、彩椒、盐、酱油、香油各适量。

【做法】豆腐干切丝，放入开水中焯一下，并用开水浸泡30分钟，捞出沥干水；彩椒切成丝；将芹菜拍破切段用开水焯一下，捞出沥干。彩椒丝、豆腐干丝、芹菜段放在碗内，加入酱油、盐、香油拌匀装盘即成。

【功效】芹菜含降压成分，同时有利尿消肿的作用。

周六早餐推荐：玉米饼 + 牛奶 + 猕猴桃

玉米饼

【材料】玉米面200克，面粉200克，鸡蛋1个，酵母粉2克，奶粉适量。

【做法】将玉米面、面粉、酵母粉、奶粉混合在一起。鸡蛋打成蛋液放入混合面中，再逐渐加入水搅拌，呈面糊状。发酵到面开始膨胀，出现孔状即可。放入电饼铛煎至两面焦黄即可。

【功效】玉米中有丰富的钙，可起到降血压的功效，还可降低血清胆固醇并防止其沉积于血管壁。

周日早餐推荐：小米红薯粥 + 全麦面包 + 苹果

小米红薯粥

【材料】小米50克，红薯半个。

【做法】小米淘洗干净，红薯洗净切滚刀块；锅中烧水煮开，下入小米和红薯，共同煮至米粒爆开，红薯软烂即可。

【功效】有降脂、开胃、健脾的功效。

小米对消化不好的人来说是非常适宜的食物，它可以促进人体的新陈代谢，促进肠道蠕动。

具有减肥降脂的功效。

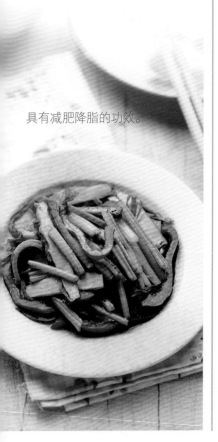

清肠消脂，降低血液黏稠度。

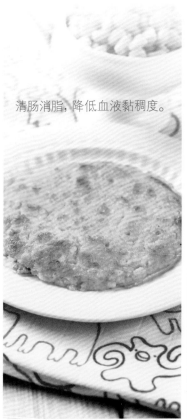

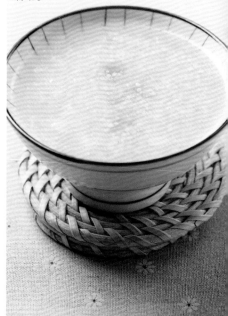

10:00a.m.
不吸烟、多伸展、吃蔬果

越来越多的人患上了高血压这种慢性疾病，它对身体的危害特别大，特别是当高血压发作的时候。因此我们在生活中就要多注意，养成好的生活习惯，预防和控制高血压。

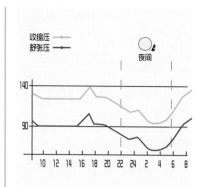

1
吸烟会引起血压升高

很多患者只听说不能吸烟，但却不知道为什么不能吸烟。烟草中的尼古丁会引起血压变动。尼古丁是一种有毒物质，能刺激心脏，使心跳加快，血管收缩，血压升高。吸一支普通的香烟，可使收缩压升高10~25毫米汞柱。长期大量地吸烟，可引起小动脉的持续性收缩，天长日久，小动脉壁的平滑肌变性，血管内膜渐渐增厚，形成小动脉硬化，更导致了高血压的进一步恶化。

2
吸烟会降低降压药的药性

有吸烟习惯的高血压患者，由于对降压药的敏感性降低，抗高血压治疗就会不易获得满意疗效，甚至不得不加大剂量。鉴于吸烟有百害而无一利，因而建议有吸烟嗜好的患者，尤其是中青年患者，为了您和他人的健康和幸福，请及时戒掉这一不良习惯。戒烟后，吸烟对人体的不利影响均可停止，甚至可以发生逆转。千万不要只图一时的"精神享受"，而带来不可预想的后果。

3
暖身，放松地走一走

在做伸展运动前，最好以放松地走路来提高身体的温度，大约5分钟，感到身体微微热后再开始运动，这样效果会更佳，若在没有暖身的情况下，马上做伸展运动是很危险

10:00左右，血压降低到一个平稳水平，并在一定时间段内保持不变。

的，有可能发生意外。还需要注意的就是不能忽略运动后的放松运动，它可以松弛经过激烈运动的肌肉、韧带、关节组织，使其恢复到运动前的状态，减缓延迟性肌肉酸痛，为下次运动做准备。需要特别提醒的是运动动作要慢，并且要配合深呼吸，这样才有效果。

可通过散步等舒缓性运动，来控制烟瘾。

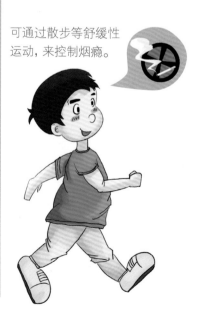

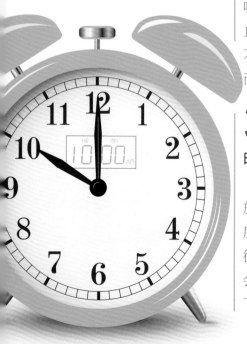

4
六种伸展运动调血压

前俯:

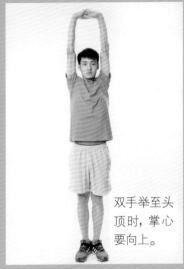

双手举至头顶时,掌心要向上。

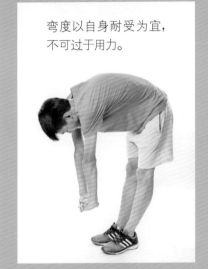

弯度以自身耐受为宜,不可过于用力。

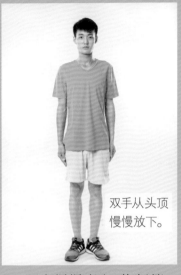

双手从头顶慢慢放下。

(1) 两腿直立,伸直膝关节,两手由身体两侧慢慢向上举起至头顶,双手手指交叉套和,掌心向上。

(2) 上半身慢慢向前弯,动作要和缓,以免头晕;双臂向下3秒钟,同时配合深呼吸,将沉入丹田之气慢慢细长地呼出。

(3) 腰身慢慢直立,恢复第一步姿势,高举的双手从两侧慢慢下垂于腿侧,同时配合呼吸。

后仰:

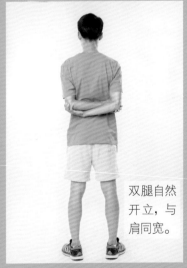

双腿自然开立,与肩同宽。

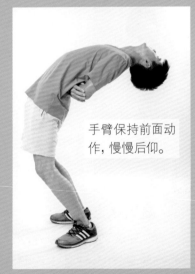

手臂保持前面动作,慢慢后仰。

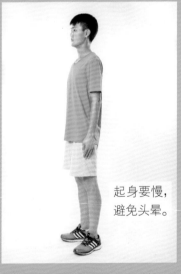

起身要慢,避免头晕。

(1) 左手由身后紧握住右手肘,右手握住左手肘,双手的腕关节顶住背脊,同时配合吸气沉入丹田。

(2) 上身慢慢向后翻仰,颈胸脊柱慢慢弯曲,两肩向后张开、伸展,注意不用勉强。

(3) 慢慢伸腰恢复直立姿势,同时配合吸气入丹田。双手从后背放下,垂于腿侧,同时配合呼气。

下跨：

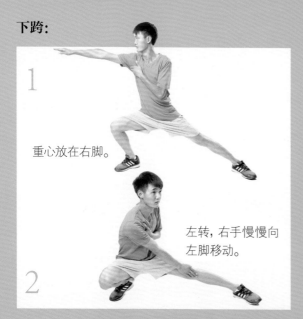

重心放在右脚。

左转，右手慢慢向左脚移动。

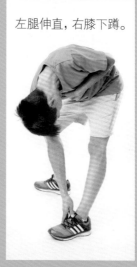

左腿伸直，右膝下蹲。

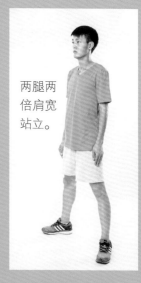

两腿两倍肩宽站立。

（1）身体稍右转45°，屈右膝，使身体重心都放在右脚上，身体慢慢下沉到半蹲姿势；左脚保持伸直横跨，右手向右侧横伸。

（2）右手向下碰触左膝盖，腰部随之左转，若身体柔软度够，可将右手慢慢移到左脚上。

（3）身体慢慢向左膝盖下压，右膝向下蹲，左腿保持伸直，胸部和左膝相贴压3秒钟。

（4）身体慢慢站直，恢复两倍肩宽的站立姿势；做一次深呼吸，再换边做，动作方法相同。

仰转：

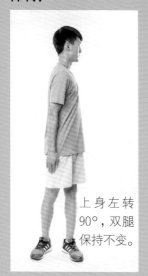

上身左转90°，双腿保持不变。

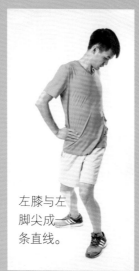

左膝与左脚尖成一条直线。

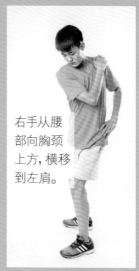

右手从腰部向胸颈上方，横移到左肩。

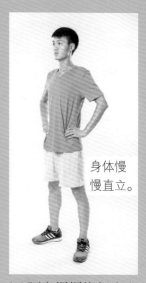

身体慢慢直立。

（1）站立姿势，上身左转90°，两脚掌不随身体转动，腰部、膝盖关节要随身体扭转而活动。

（2）左膝关节稍向前挺出，左膝与左脚尖成一直线；胸部向上挺，头部向下垂，右膝向下弯曲。

（3）右手离开腰部，往胸颈上方，向左横移，指尖遥对左肩膀，腰部慢慢向左侧转。

（4）腰身慢慢恢复直立原状，并回转至前方，右手恢复叉腰姿势，四指朝前。

舒腰:

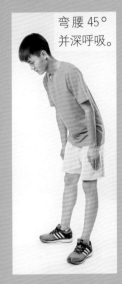
弯腰45°并深呼吸。

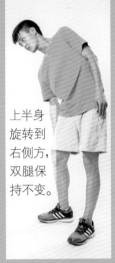
上半身旋转到右侧方,双腿保持不变。

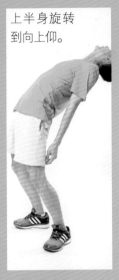
上半身旋转到向上仰。

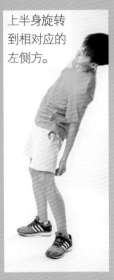
上半身旋转到相对应的左侧方。

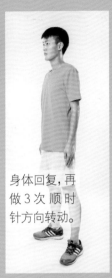
身体回复,再做3次顺时针方向转动。

（1）头、颈随肩膀、胸部向下弯曲45°鞠躬,并配合深呼吸。

（2）上半身保持约45°弯曲,再旋转到右侧方,并配合深呼吸。

（3）上半身维持第二步的姿势,再继续转到后方,使整个身体呈现向上仰的姿势,并配合深呼吸。

（4）上半身维持第三步的姿势,再旋转到左侧方,并配合深呼吸。

（5）身体慢慢回复到正前方,并深呼吸1次;再继续做3次顺时针方向转动;也可左右交互进行。

蹬腿:

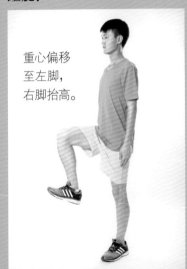
重心偏移至左脚,右脚抬高。

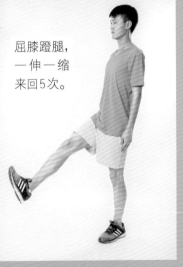
屈膝蹬腿,一伸一缩来回5次。

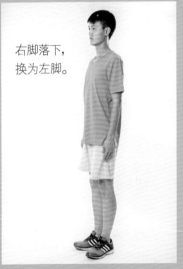
右脚落下,换为左脚。

(1)身体重心偏移左脚,把右脚抬高,膝盖平举,松开膝盖、脚踝关节,使右脚自然悬垂,再使脚尖向上方勾起。

（2）右脚朝正前方蹬出,大腿仍保持水平不动,膝盖伸直;再回复第一步姿势,一伸一缩来回5次,利用自然弹力即可。

（3）最后右脚落下,身体直立,两手自然下垂。深呼吸后,再提左脚练习5次,方法与右脚相同。

5

来一份养生果蔬吧

橘子

含大量维生素C、葡萄糖等10多种营养素，可以提高肝脏解毒作用，加速胆固醇转化，防止动脉硬化。

柿子

柿子品种甚多，含10余种营养素。柿子有缓解高血压、痔疮、动脉硬化的作用。

香蕉

含淀粉、果胶、B族维生素、维生素C、维生素E等物质，降血压效果很好。

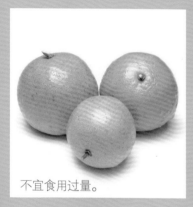

不宜食用过量。

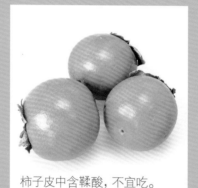

柿子皮中含鞣酸，不宜吃。

不宜食用过量。

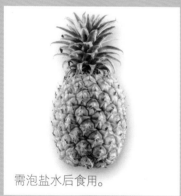

需泡盐水后食用。

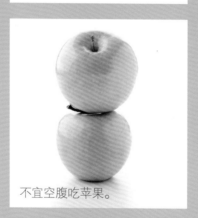

不宜空腹吃苹果。

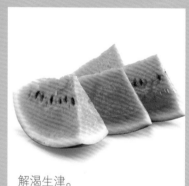

解渴生津。

菠萝

从菠萝汁中提取出的蛋白水解酶，临床上用作抗水肿和抗类风湿。常食菠萝能加强体内纤维蛋白的水解作用。

苹果

含苹果酸、B族维生素、维生素C等10多种营养素，常吃苹果有益于食盐过多的高血压患者。

西瓜

含有糖、蛋白质和微量的盐，能降低血脂、软化血管，对心血管病有良好的缓解作用，如高血压。

李子

李子果肉中含有较多的钙、铁等矿物质，有助于减少高钠的有害作用，稳定血压。李子核仁含苦杏仁苷，也利于降压。

柠檬

柠檬表皮富含维生素 P，可防治血管硬化，对改善高血压有益。

猕猴桃

猕猴桃属于高钾水果，非常适宜高血压患者食用。其含有的精氨酸，有助于降低高血压、动脉硬化等心血管疾病的发病率。

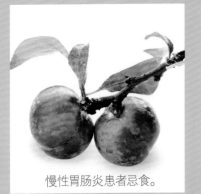

慢性胃肠炎患者忌食。

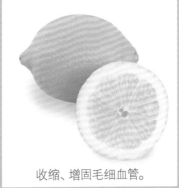

收缩、增固毛细血管。

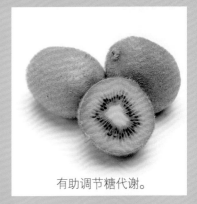

有助调节糖代谢。

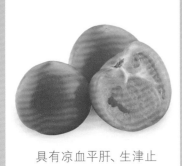

具有凉血平肝、生津止渴的功效。

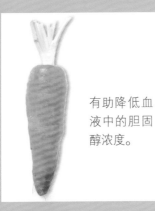

有助降低血液中的胆固醇浓度。

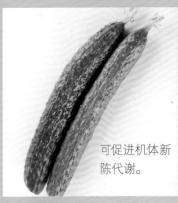

可促进机体新陈代谢。

番茄

番茄味甘、酸，具有凉血平肝、清热解毒的功效。其含有的番茄红素可抑制自由基，还能降低血浆胆固醇浓度，有利于降血压。

胡萝卜

胡萝卜素有"小人参"之称，其含有的胡萝卜素中有琥珀酸钾等成分，有利于降低血压。

黄瓜

黄瓜中的维生素 P 有保护心血管、降低血压的作用。此外，黄瓜的热量不高，对于高血压并发肥胖的患者来说，是一种理想的食疗良蔬。

12:00p.m. 午餐

高血压患者的日常饮食非常重要, 它有利于治疗过程的顺利进行。三餐中午餐占一天热量的 40%, 这就说明高血压患者的午餐很重要, 但这并不说明午饭可以没有节制, 而是要更加讲究。

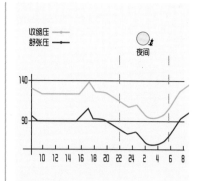

10:00~14:00 血压保持在一个稳定的状态。

1

这些午餐要少吃

腊肉要少吃

腊肉的脂肪含量高, 并以饱和脂肪酸为主, 对高脂血症患者血脂水平控制不利。在制作过程中, 肉中的很多维生素和微量元素被破坏。另外, 腊肉中钠含量比一般猪肉钠含量高十几倍, 故高血压、高脂血症患者不宜食用。

肥肉要少吃

肥肉中含有较多的饱和脂肪酸, 而且能够供给人体更高的热量, 多吃肥肉易使人体脂肪堆积, 身体肥胖, 血脂升高, 可能导致动脉硬化, 故高血压、高脂血症患者更应少吃或不吃肥肉。

腊肠要少吃

腊肠中含有肥肉, 且饱和脂肪酸较高, 热量较高, 含盐量也较高, 不适合高血压、高脂血症人群食用。另外, 有些腊肠中含有防腐剂等物质, 对身体有害, 故不宜多食。

酒应少量饮

少量饮酒(少于 30 克)的确可扩张血管、活血通脉, 偶尔喝点儿酒精含量低的葡萄酒可软化血管, 对人体有好处。但白酒酒精含量相对高, 不仅不会活血降压, 反而会降低降压药的药效, 故而高血压患者应禁止饮用白酒。

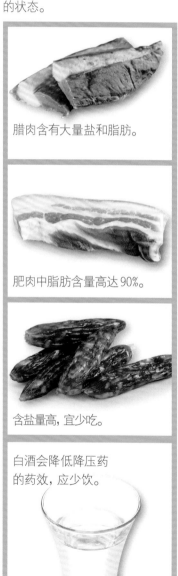

腊肉含有大量盐和脂肪。

肥肉中脂肪含量高达 90%。

含盐量高, 宜少吃。

白酒会降低降压药的药效, 应少饮。

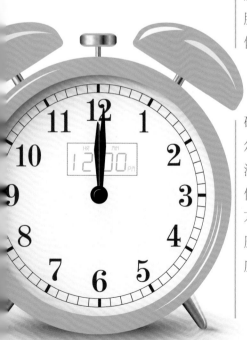

2

一周午餐食谱推荐

周一午餐推荐：米饭 100 克 + 西蓝花炒虾仁 + 素炒豇豆

西蓝花炒虾仁

【材料】虾仁 50 克，西蓝花 100 克，彩椒、盐、姜末、料酒各适量。

【做法】虾仁洗净，去除虾线；彩椒洗净，切小块；西蓝花洗净，掰成小块。油锅烧热，下姜末爆香，放入虾仁，加料酒翻炒。加入西蓝花、彩椒爆炒，加盐调味即可。

【功效】虾仁与西蓝花搭配食用，营养丰富，脂肪含量低，适合高血压患者。

周二午餐推荐：米饭 100 克 + 清蒸鲈鱼 + 香菇炒莴笋

香菇炒莴笋

【材料】香菇 50 克，莴笋 100 克，葱花、姜丝、盐各适量。

【做法】香菇洗净，去蒂，切片；莴笋去皮洗净，切片。油锅烧热，爆香葱花、姜丝，放入莴笋片、香菇片翻炒，加入盐，炒熟即可。

【功效】香菇与莴笋同食，可利尿通便，降压降糖效果更佳。

味道鲜美，虾仁入口滑爽、鲜嫩。

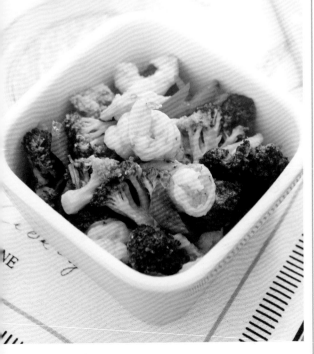

香菇洗净对半切开，用盐腌一会儿，口感更好。

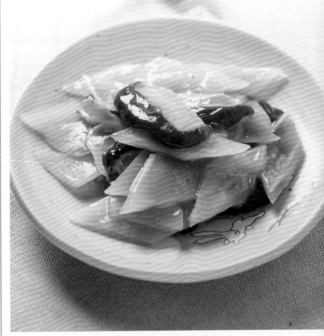

周三午餐推荐：米饭 100 克 + 红烧草鱼 + 青椒土豆丝

青椒土豆丝

【材料】土豆 1 个，青椒半个，盐适量。

【做法】土豆、青椒洗净切成丝，把土豆丝放入水中，泡 20 分钟。热锅冷油，先把土豆丝放入锅中小炒一下，后放入青椒丝、盐一起翻炒，翻炒不要太频繁，否则土豆丝会被炒断。2 分钟后，起锅装盘。

【功效】土豆中的钾离子有保护心血管的作用。

土豆丝炒前用清水浸泡，可以让土豆不变色，炒的时候也不易粘锅。

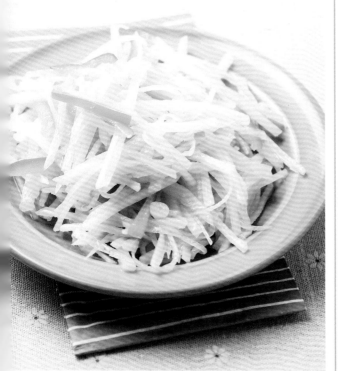

周四午餐推荐：米饭 100 克 + 鲤鱼豆腐汤 + 凉拌海蜇皮

鲤鱼豆腐汤

【材料】鲤鱼 1 条，豆腐块 100 克，葱花、姜片、蒜瓣、盐各适量。

【做法】鲤鱼处理干净。油锅烧热，放葱花、姜片、蒜瓣爆香，放入鲤鱼煎至两面发黄，加入适量水和豆腐块，加盖烧开直至汤呈乳白色，加盐调味煮熟，撒上葱花即可。

【功效】和胃、健脾、益气。

适合高血压伴肥胖者食用。

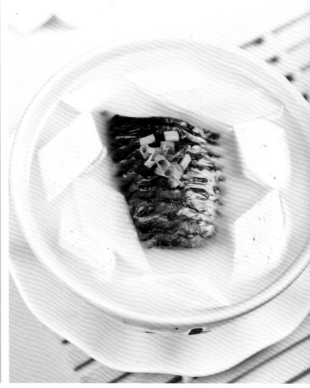

周五午餐推荐：米饭100克+素炒莜麦菜+胡萝卜炖牛肉

素炒莜麦菜

【材料】莜麦菜300克，蒜末、盐各适量。

【做法】油锅烧热，蒜末爆香，放入洗净的莜麦菜，再放入适量的盐翻炒均匀即可。

【功效】莜麦菜中含有甘露醇等有效成分，有利尿和促进血液循环的作用。

莜麦菜大火快炒，可避免营养流失。

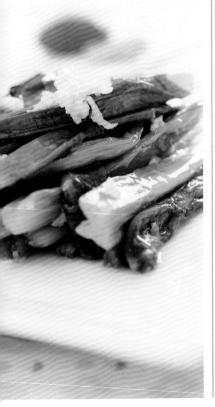

周六午餐推荐：米饭100克+炒茼蒿+香菇炖鸡

炒茼蒿

【材料】茼蒿200克，黑芝麻、盐、蚝油各适量。

【做法】油锅烧热，放入洗净的茼蒿翻炒5分钟，放入盐、蚝油调味盛出，撒上黑芝麻即可。

【功效】有润肠、安神、利尿和降压的功效。

加点蒜末，更美味。

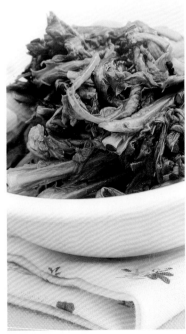

周日午餐推荐：米饭100克+鱼香茄子+红烧虾+梨

鱼香茄子

【材料】茄子1个，醋、花椒粉、淀粉各半匙，姜末、老抽、蒜末、葱花、豆瓣酱各适量。

【做法】茄子去皮洗净、切小段。油锅烧热，姜、蒜末放入锅中爆香，倒入豆瓣酱，放入少许老抽，将茄子倒入锅中翻炒，加水，大火烧开转中火，将茄子煮熟。碗中放入花椒粉、醋、淀粉、少许水调匀，茄子煮熟后，将芡汁倒入锅中，再撒上葱花即可。

【功效】茄子富含维生素P，对微血管有保护作用，能提高微血管对疾病的抵抗力。

味道鲜美，柔软润香，鲜咸适口。

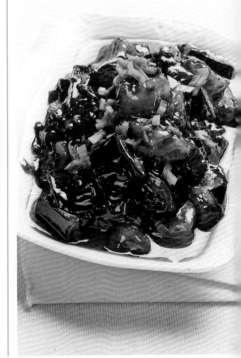

13:00p.m. 午睡

对于压力较大的高血压患者而言, 中午时间稍睡片刻, 不仅可以使下午精力充沛, 还可以有效缓解高血压的症状。从中医的角度来说, 子时和午时都是阴阳交替之时, 也是人体经气"合阴"及"合阳"的时候, 有利于养阴及养阳。午时"合阳"时间则要小睡, 即使不能够睡觉, 也应"入静", 使身体得以平衡过渡。

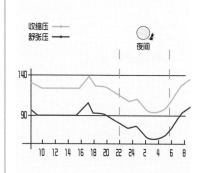

10:00~14:00 血压保持在一个稳定的状态。

1
午饭后不宜立即睡

午睡前, 不要吃得太饱、太油腻。因为太饱使胃膨胀, 膈肌升高, 影响心脏正常收缩和舒张功能; 太油腻会增加血液黏稠度, 促发大动脉血管病变。午饭后立即入睡, 不利于胃肠的消化吸收。一般午饭后10~20分钟午睡为宜。

2
午睡不宜太长

高血压患者午睡 30 分钟左右为宜。午睡时间超过半小时, 则有使血压升高的风险。

特别是老年高血压患者, 午睡时间最好短一些, 每天15~30 分钟即可。而且睡醒后不要猛地起床, 避免动作太快引起心脑血管意外。

3
错误睡姿坏处多

人在睡眠状态下, 心率变慢, 血管扩张, 血压降低, 流入大脑的血液相对减少, 尤其午饭后较多血液进入胃肠, 因此睡姿是否正确对午睡质量有很大的影响。

有的人习惯坐着打个盹, 但长此以往会减少头部供血, 醒后会出现头昏、眼花、耳鸣等大脑缺血缺氧的症状。

有些人喜欢靠在椅子靠背上睡, 头部长期过于后仰, 会对颈部的动脉造成压迫, 而如果本身有颈动脉狭窄, 这种姿势就更会使本已不畅的供血雪上加霜, 引发脑梗死。

还有些人会用手当枕头, 趴在桌上午睡, 久则会压迫眼球和胸部, 影响呼吸, 加重心脏负荷, 影响血液循环和神经传导, 使双臂、双手发麻刺痛。

午睡不宜超过半个小时。

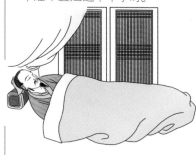

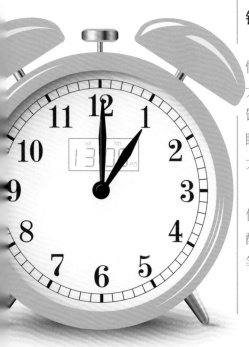

4

午睡姿势要正确

由于午睡对心脏不好、血压高的人很重要，因此不能凑合，最好找个能躺下来的地方，采用头高脚低的右侧卧位，因为睡眠时头高脚低，可减少回心血量，减轻心脏负荷，有利于心脏休息。

特别是并发冠心病患者若病情严重，已出现平卧位气促等心力衰竭的症状，则更应右侧高枕卧位，这样心脏负担最轻，有利于呼吸与循环功能的顺畅，减少心绞痛的发生。

5

睡醒起床勿匆忙

睡醒时，不妨先在床上躺一两分钟，然后再慢慢起身，在床上坐一两分钟再下地，或者可以先仰卧五分钟，进行心前区和头部的按摩，做深呼吸、打哈欠、伸懒腰及活动四肢等准备工作，然后慢慢坐起、下床。

这样可以调节睡醒周期的心血管功能，稳定血压及心率。起床后还要记得及时喝一杯白开水，以稀释血液，防止血栓形成。

6

睡前服药易脑卒中

患有高血压的病人睡前不要服降压药。因为人体入睡后的血压比醒时的血压下降20%左右，睡前服药易使心、脑、肾等重要脏器供血不足，促使血小板等凝血物质附着在血管壁上形成血栓，导致缺血性脑卒中。

此外，午睡起床前，应先在床上轻轻活动一下手脚，然后再慢慢坐起，3~5分钟后再起身。下床后，最好能立即喝一杯白开水，以补充体内水分，降低血液黏稠度，达到扩张血管和减少血栓形成的目的。

睡醒后，最好在床上坐3~5分钟再下地。

7

醒后"红眼"要检查

午睡后经常性出现"红眼"症状的人，尤其要警惕高血压诱发的眼部病变。一觉睡醒眼睛变红，如能自然消退是正常的，但如果眼红一直持续，并且伴有红肿则不正常。对于有高血压家族史的人，一旦出现这种症状，需要及时到医院就诊，切忌大意。

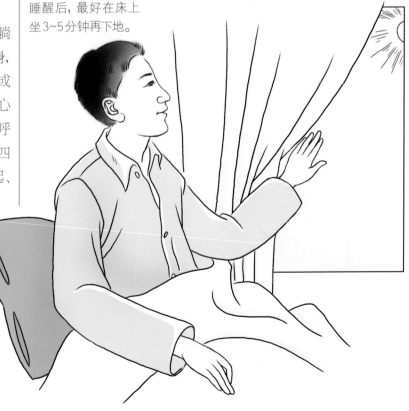

16:00p.m.
喝杯茶、勤按摩

正常血压波动曲线状如长柄勺，而 16:00~18:00 时是血压升高的一个高峰，而后缓慢下降，因此，高血压患者在这个时间段要注意自身的身体状况，同时养成正确的生活、运动习惯。

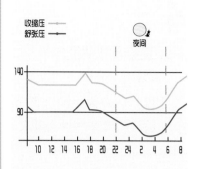

16:00~18:00 是血压升高的一个高峰。

1

下午 4 点血压开始上升

正常人血压有昼夜波动，即"两峰一谷"，高血压患者也有此规律，所以会在下午四点开始上升，导致血压偏高。

2

为什么会下午血压高

很多高血压患者发现上午的血压比较正常，但是到了下午血压就开始升高，这让他们十分不解。其实这是正常的现象，因为人的血压每时每刻都在变化。随着交感神经兴奋性、代谢产物、血管物质的积累，血压开始增高。

3

下午血压高需要怎么调理

要是经常有下午血压高的状况出现，患者就需要引起注意了。有这种症状的人要提前远离烟酒，避免情绪激动，坚持午休，午餐安排合理，适当运动，必要时事先服药。

16:00~18:00，血压会偏高。

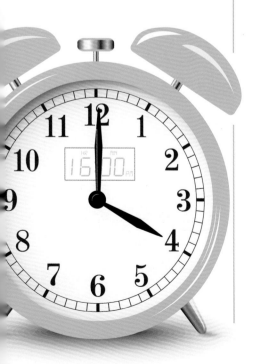

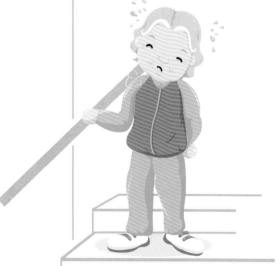

4

高血压患者药茶推荐

松针茶

【做法】将洗净松针切成三段，放到热水瓶里冲入开水，闷半小时即可。一般松针可以煮泡数次，每次的口感和成分都不同，平时可以代茶水喝。

【功效】可用于预防和辅助缓解动脉硬化症、高血压、高脂血症等心脑血管疾病。

不宜随便采集路边的松针，因为此处的松针长期被汽车尾气污染。

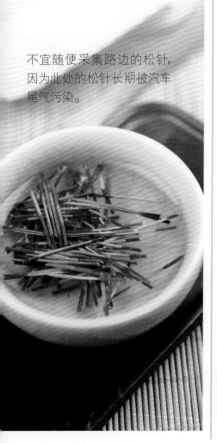

竹叶茶

【做法】将6克淡竹叶、6克生地黄、3克绿茶，一同用热水冲泡，闷约15分钟，即可。

【功效】竹叶茶有清热除烦、生津利尿的功效，适合高血压患者饮用。

竹叶含有的竹叶黄酮具有良好的抗自由基作用，能有效调节人体血脂。

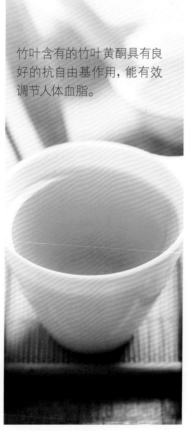

决明茶

【做法】将500克决明子洗净，放入铁锅内用小火翻炒，炒至有香气溢出，并有爆鸣声，表面色泽加深，即可起锅，放凉后收贮备用。每次取5克，用沸水冲泡，代茶饮。

【功效】清热，明目，通便，降压降脂。适宜于慢性便秘者饮用，也可用于风火赤眼、高血压及高脂血者。

消化不良、慢性腹泻者不宜长期饮用。

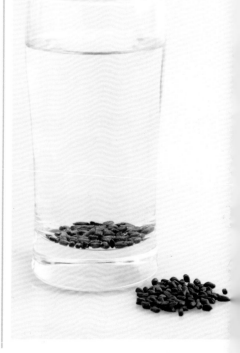

5

随时随地按摩降压沟

降压沟的位置不难找，位于耳郭背面，由内上方斜向下方行走的凹沟处。降压沟对应于耳郭前面的凸起，就是对耳轮，相当于人体的脊椎，我们知道，脊神经联系到各个脏腑，按摩降压沟也是间接地刺激脊神经，对脏腑有一定的调理作用，其综合效果既能降压，也是对人体的良性刺激。按摩降压沟可以刺激下丘脑，通过下丘脑来控制神经系统调整血管的收缩和舒张，从而起到稳定血压的作用。经常按摩不仅能降压，对整个身体的调节都有好处。

高血压患者一般可以采用按摩、刮拭或贴耳豆的方法。按摩时，用双手指或指间关节压住沟的凹陷处，从上而下按摩，每次 3-5 分钟，每日 3-5 次，使局部酸胀，发热，微微发红为宜。贴耳豆一般用王不留行子，可到医院的针灸科去做。

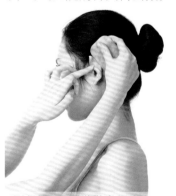

刮拭降压沟到微微发红为宜。

6

听听音乐，平稳血压

音乐可让人兴奋快乐，也可让人平静舒适，其实音乐对人的影响主要有生理及心理两个层面。在生理层面，音乐能刺激人体的自主神经系统，而其主要功能是调节人体的心跳、呼吸速率、神经传导、血压和内分泌。

因此科学家们发现轻柔的音乐会使人体脑中的血液循环减慢；而活泼的音乐则会增加人体的血液流速。另外，高音或节奏快的音乐会使人体肌肉紧张，而低音或慢板音乐则会让人感觉放松。

在心理层次，音乐会引起主管人类情绪和感觉的大脑的自主反应，而使得情绪发生改变。许多研究结果显示，平静或快乐的音乐可以减轻人的焦虑，从而使血压降低。

7

听音乐时的注意事项

听音乐时要选择环境优美、安静、远离噪声的地方。室内要求光线柔和，陈设典雅，美观清洁。在收听音乐时，要排除干扰，使心身沉浸于乐曲的意境中。其次，患者在听音乐时要心神专注，全身放松，潜心静意地去听，去领悟美妙音乐所产生的各种良性效应。

每次听音乐的时间不宜过短，也不宜过长，一般为1小时左右，每天 2~3 次。伴有失眠者可在睡前听。伴有消化不良者也可在就餐中或就餐后听。播放音乐时，音量要适宜，不宜太大，一般在 40 分贝左右即可。

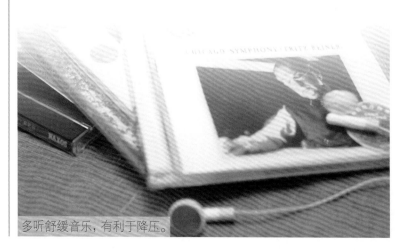

多听舒缓音乐，有利于降压。

8
下午降压小动作

摆头

运动时间：5分钟

运动方式：缓缓将头颈转向右边，还原后再转向左边。重复此动作4次即可，运转颈部的次数不宜过多，以免扭伤。

拉肩

运动时间：10分钟

运动方式：抬起左手，伸向右肩，拿右手托起左手肘部，拉向自己的方向，还原，换个方向再做一次。重复这个动作10次即可。

举臂

运动时间：10分钟

运动方式：身体侧面靠近墙壁，高举左臂，尽量向上方伸展，感到手臂得到充分伸展后，还原，换个手臂再做。

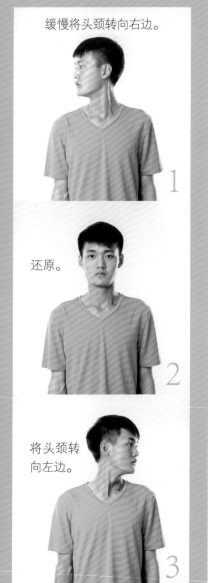

缓慢将头颈转向右边。

还原。

将头颈转向左边。

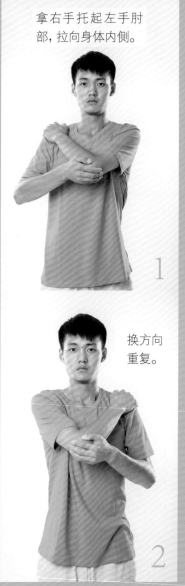

拿右手托起左手肘部，拉向身体内侧。

换方向重复。

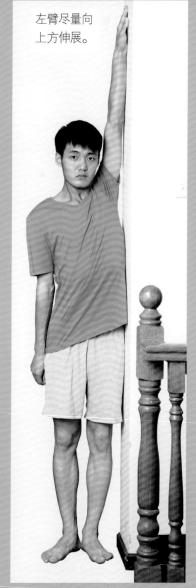

左臂尽量向上方伸展。

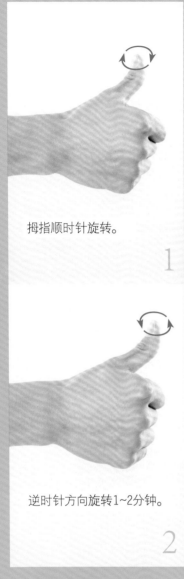

拇指顺时针旋转。

1

逆时针方向旋转1~2分钟。

2

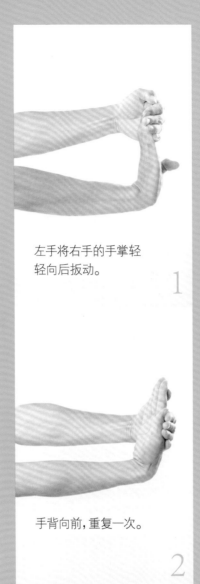

左手将右手的手掌轻轻向后扳动。

1

手背向前，重复一次。

2

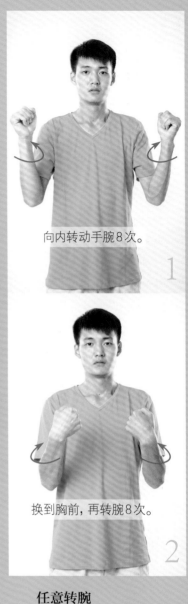

向内转动手腕8次。

1

换到胸前，再转腕8次。

2

旋转拇指

运动时间：4分钟

运动方式：如果体力不足，可试着让拇指做360°旋转。旋转时让拇指的指尖尽量画圆形。如感到不顺，可反复进行几次，拇指就会有节奏地旋转，而且让人觉得心情舒畅。让拇指按顺时针、逆时针方向各自旋转1~2分钟即可。

扳手腕

运动时间：5分钟

运动方式：右手向前伸，手心向前，左手将右手的手掌轻轻向后扳动，还原。然后将右手手背向前，重复一次。换左手做相同动作，如此重复至手酸为宜。

任意转腕

运动时间：3分钟

运动方式：向内转动手腕，重复8次。两手换到胸前，重复向外转腕8次。

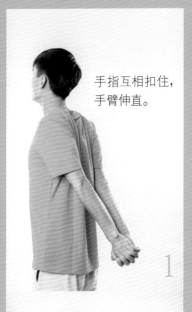

手指互相扣住，手臂伸直。

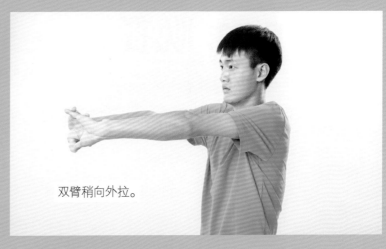

双臂稍向外拉。

反扣伸肩

运动时间：3分钟

运动方式：两手手指反扣，手心向前，双臂稍向外拉，两肩顺势向前折合，腰背维持挺直状态，还原。重复2~3次即可。

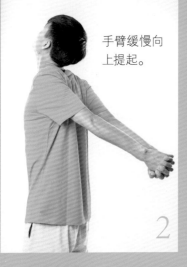

手臂缓慢向上提起。

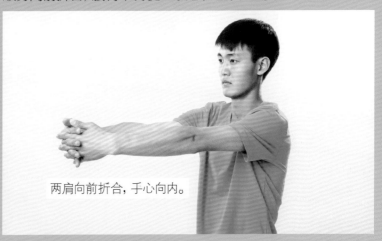

两肩向前折合，手心向内。

挺胸提臂

运动时间：10分钟

运动方式：挺胸、直腰，两手放在背后，手指互相扣住，手臂伸直，缓缓向上提起，两肩顺势向后折合，还原。依个人情况选择重复次数，但要避免摔倒。

伸展肩膀

运动时间：10分钟

运动方式：两手扣指前伸，手背向前，双臂稍向外拉，两肩顺势向前折合，腰背维持挺直状态。

18:00p.m. 晚餐

很多人处于早餐吃得少，午餐简单，晚餐丰富的生活模式，但这样非常不利于我们的身体健康。特别是高血压患者，在晚餐上更要多加注意。那么高血压患者晚餐应该注意哪些呢？

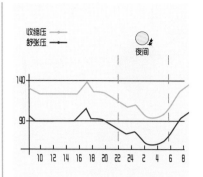

18:00后，血压开始缓慢下降。

1

晚餐宜八分饱

高血压患者在晚餐时宜少吃，以八分饱为最佳，并应以进食易消化的食物为主，并可配些清淡的汤类及新鲜的时令蔬菜，不要因为害怕夜间多尿而不敢饮水或不敢进食粥类。因为进水量不足，会使患者的血液变得黏稠，加上夜间活动少，则很容易形成血栓。

2

晚餐少荤多蔬菜

有些高血压患者，常常在晚餐时毫无顾忌地大吃大喝，结果使胃肠道的负担加重，引起消化不良而影响了睡眠质量。这对于保持血压平稳是十分不利的。

晚餐经常吃荤食的人比经常吃素食的人，血脂高三四倍。患高脂血症、高血压的人，如果晚餐经常吃荤，等于是"火上浇油"。时间久了就会诱发动脉硬化和冠心病。因此建议患者少吃荤，多吃绿色蔬菜。

3

晚餐不宜晚

晚餐不宜吃得太晚，最好不要超过20:00，否则易患尿道结石。而且晚餐后不久就上床睡觉，加重心血管的负担，血液循环不良，代谢受阻，对高血压患者不利。

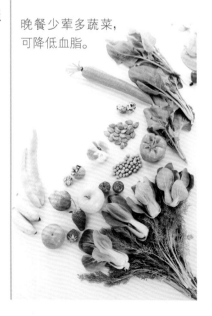

晚餐少荤多蔬菜，可降低血脂。

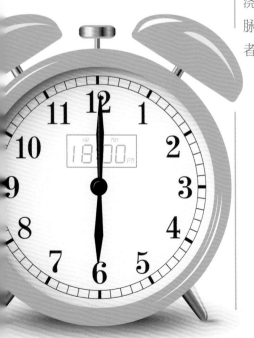

4

面包不宜作晚餐主食

随着生活质量的提高，人们的生活方式越来越西方化，不但过西方的节日，连主食也换成了面包，这对高血压患者是没有好处的。面包中的小麦面粉将增加体内的胰岛素，而后者在数小时之内就可使血压升高。

一项研究发现，血液中含胰岛素高的人患高血压症的可能性是普通人的 3 倍。所以高血压患者主食要"粗细结合"，适当进食粗粮。

5

一周晚餐食谱推荐

周一晚餐推荐：薏苡仁小米粥＋清炒油菜＋山药炒肉片

清炒油菜

【材料】油菜 100 克，蒜末、盐各适量。

【做法】油菜择洗干净，沥水。油锅烧热，将油菜放入快速翻炒。炒至菜变软时，加入盐炒匀，出锅时放入蒜末即可。

【功效】油菜含有钾、镁等营养元素，适用于高血压、高血脂人群食用。

周二晚餐推荐：小米粥＋花卷＋芹菜炒香菇

芹菜炒香菇

【材料】芹菜 100 克，香菇 50 克，盐适量。

【做法】芹菜洗净去叶，切成小段；香菇洗净切片。油锅烧热，放入香菇片和芹菜段快炒后，加入盐调味，出锅盛盘即可。

【功效】芹菜是高纤维食物，其富含的 B 族维生素、钙，对防治高血压和动脉硬化有益。

将面包换成玉米发糕、杂粮包等，更有利于血压控制。

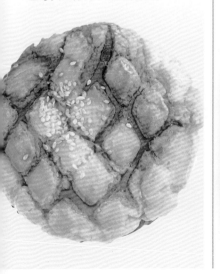

油菜的维生素 C 含量很高。

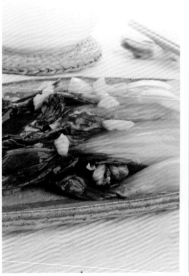

色彩丰富，味道香浓。

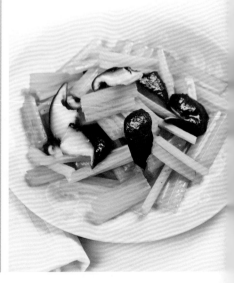

周三晚餐推荐：米饭＋菊花鸡蛋汤＋韭菜炒虾仁

菊花鸡蛋汤

【材料】甘菊花3~5朵，鸡蛋2个，香菜、盐各适量。

【做法】甘菊花洗净；鸡蛋打散；香菜洗净，切碎。锅置火上，倒少许油，加适量水，放入甘菊花，大火烧开，滑入蛋液，搅拌均匀，调入少许盐、香菜调味即可。

【功效】甘菊味微苦、甘香，可以退肝火、疗便秘，降低胆固醇和抗氧化，对于高血压患者具有保健作用。

芳香软嫩，汤鲜味浓。

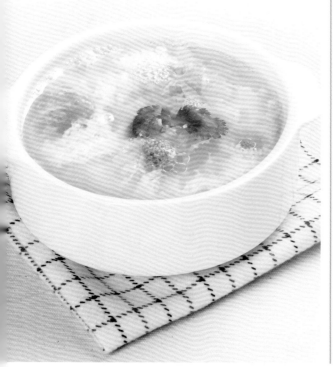

周四晚餐推荐：米饭＋芹菜炒鸭肉＋芦笋炒南瓜＋苹果

芦笋炒南瓜

【材料】南瓜、芦笋各100克，蒜末、盐各适量。

【做法】南瓜去皮、瓤，洗净，切成片；芦笋洗净，切条。油锅烧热，放蒜末爆香，再下南瓜片翻炒，加少许水焖3分钟。放芦笋段炒匀，再焖一两分钟，调入盐即可。

【功效】南瓜性温、味甘，含有丰富的钴参与维生素 B_{12}，是人体胰岛素所必须的微量元素。南瓜中的果胶可以减慢糖类吸收，使胆固醇吸收减少。芦笋含有多种氨基酸和硒、钼、镁等微量元素，清热利尿、扶正抗癌。

如果喜欢南瓜面面的口感，可多焖一会儿。

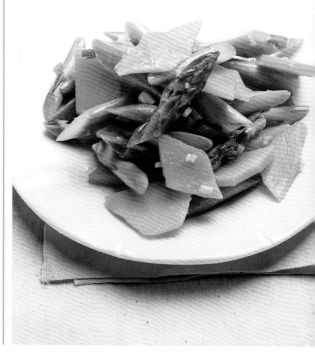

周五晚餐推荐：米饭＋清炒河虾＋凉拌菠菜

凉拌菠菜

【材料】菠菜150克，橄榄油10克，葱花、蒜末、盐、醋、花椒各适量。

【做法】菠菜择洗净，入沸水中焯30秒，捞出，过凉水，挤干水分，切成段，撒上盐、蒜末。锅置火上，倒橄榄油烧热，放入花椒粒爆香，拣出花椒粒，油倒入菠菜段上。淋上少许醋、葱花，拌匀即可。

【功效】促进肠道蠕动，促进胰腺分泌。

菠菜富含类胡萝卜素、维生素C、维生素E等多种营养素。

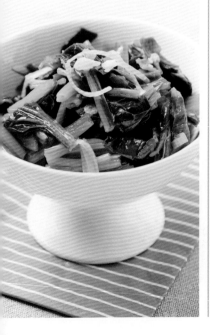

周六晚餐推荐：米饭＋凉拌豇豆＋凉拌土豆丝

凉拌豇豆

【材料】豇豆250克，大蒜1~2瓣，盐适量。

【做法】豇豆择掉尖和蒂，洗净，放入沸水中焯烫至熟，捞出沥干，切成段。大蒜洗净，捣碎。将蒜、盐放入焯好的豇豆中，拌匀即可。

【功效】降低胆固醇、助消化，缓解餐后血糖升高。

豇豆焯水后快速放入冷水，可以更好地保持其绿色。

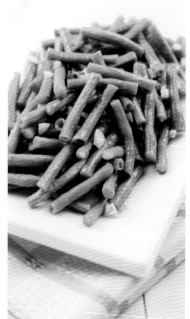

周日晚餐推荐：玉米面窝头＋芹菜炒牛肉＋鸡汤

芹菜炒牛肉

【材料】牛肉100克，芹菜150克，盐、姜丝、料酒各适量。

【做法】牛肉洗净，切丝；芹菜去叶，洗净，切段。锅置火上，油锅烧热，下牛肉丝、姜丝翻炒，烹入料酒，翻炒至牛肉完全变色。下芹菜段继续翻炒，调入盐，炒至牛肉熟烂即可。

【功效】清热除烦，平肝降压，消脂。

把牛肉切丝后用肉捶敲松，可使炒出的牛肉更滑嫩。

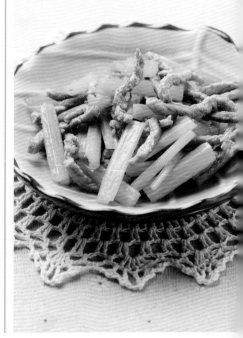

20:00p.m. 晚间保养

对于高血压患者来说，生活上不能有一丝一毫怠慢。除了前面提到的一日三餐，以及一些日常锻炼，睡前的保养也很重要。那么高血压患者如何进行睡前的保养呢？

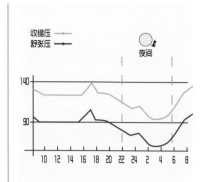

适当的晚间保养，有助控制血压。

1

睡前泡脚促睡眠

高血压者要按时就寝，并应养成上床前用温热水泡脚的习惯，这样可以促进血液循环，有利于解除一天的疲乏，从而提高睡眠质量。

需注意的是泡脚不可超过20分钟。另外，患者要尽量少用或不用安眠药，力争自然入睡，以保持血压平稳。有糖尿病尤其已经有神经病变的患者泡脚要慎重。

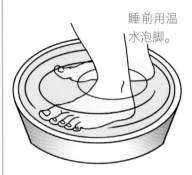

睡前用温水泡脚。

2

散步需"静松降"

高血压病人晚上散步时要注意做到：静、松、降。"静"就是心静的意思，不为杂念所干扰，最好选择安静的绿化地带来散步，心静可降低大脑皮层的兴奋性，有利于自主神经功能的调整，血管舒缩的调节，从而起到降压的作用；"松"就是要求在活动中肌肉放松，降低外周血管的紧张度，使血管舒张，血压则不会上升；"降"即在活动时应想到血压下降，这样可以形成一种良性刺激，使血压得到控制。

3

散步20~50分钟

散步最好选在黄昏或临睡前1~2小时进行，时间一般为20~50分钟,可每天或隔天一次，速度因每人身体状况而定，时间过短起不到最佳锻炼效果。体质较差者可以采用每天10分钟的锻炼方法。有助于睡眠，对稳定血压有好处。

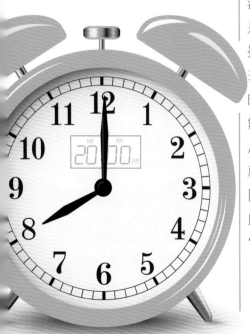

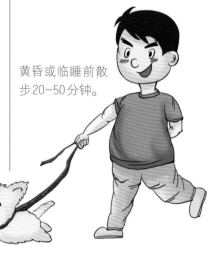

黄昏或临睡前散步20~50分钟。

4

运动禁忌要清楚

除了散步以外，患者还可以做一些力所能及的运动，但是要注意禁忌，如：低头弯腰或屏气用力地活动。因为在低头时，由于重力作用，可使人脑循环血量增加，脑血管压力突然增加，导致血管壁紧张，易引起头昏、头重，甚至还会诱发脑血管破裂，引起脑出血。

屏气可使胸腹部压力增加，血压上升，而且屏气时心脏射血阻力也增加，一旦放松，心脏泵出的血液会对脑动脉形成冲击，也会诱发脑卒中。另外，高血压病人不宜做体位变化幅度过大的动作，也不宜进行剧烈竞争性的运动项目。

5

睡前不宜饮酒

现实生活中，有不少人喜欢睡前喝点酒，尤其是嗜酒的高血压患者更是如此。认为可以借着醉意进入梦乡，以为这是催眠与口福兼得的妙招，其实他们不知道这是在摧毁他们的身体。

据研究表明，睡前饮酒者入睡后可出现两次"窒息"（即呼吸暂停），每次持续约10秒钟。因此高血压患者一定不要在睡前饮酒。

帮助入睡的方法有很多，比如睡前喝杯牛奶，用热水泡泡脚，听听轻音乐等，或者可以在晚饭的时候食用一些可以加速睡眠的膳食，这些都可以帮助高血压患者促进睡眠。

6

睡前服药注意事项

夜间人体进入睡眠状态，血压比白天平均下降20%左右，而且在入睡后的两小时最明显。如果高血压者在睡前服用降压药，两小时后正是药物的高效期，这样就可导致血压大幅度下降，容易发生心、脑、肾等重要器官的供血不足。由于脑部的血流量减少，血流速度减慢，会促使血液中的血小板、纤维蛋白原等物质在血管内膜上凝聚成血栓。一旦某一部位的脑血管被堵塞就会发生脑卒中，而致失语、失明、偏瘫等症状。

所以，高血压患者特别是动脉硬化的中老年高血压患者，切忌在睡前服用降压药。如果血压过高，最好安排在离睡前3~4小时服用，防止或减少上述现象的发生。

7

睡前要情绪稳定

高血压患者睡前娱乐活动最好要限制，注意情绪不要过于激动，这是高血压患者必须注意的一点。看电视也应控制好时间，不宜长时间坐在电视屏幕前，也不要看内容过于刺激的节目，否则会影响睡眠。

睡眠时间不能过长也不能过短，良好的睡眠对降压有辅助作用。

睡觉前要保持情绪稳定。

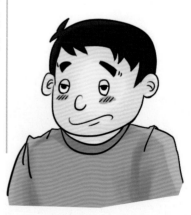

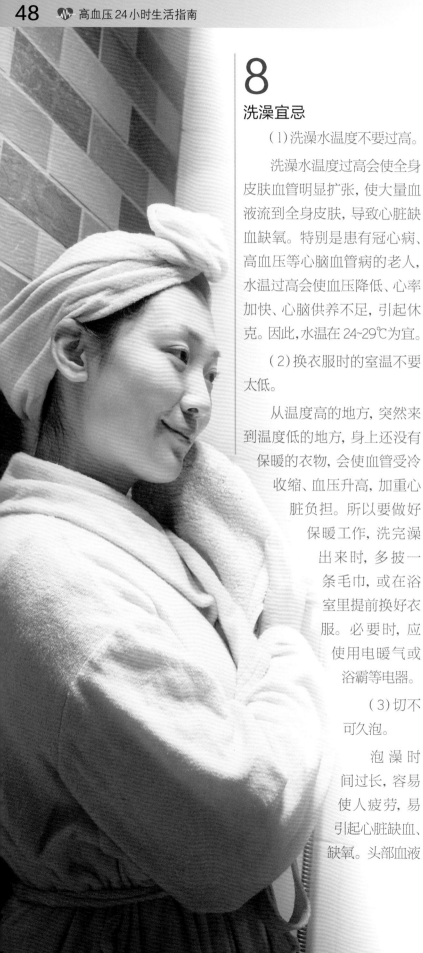

8

洗澡宜忌

（1）洗澡水温度不要过高。

洗澡水温度过高会使全身皮肤血管明显扩张，使大量血液流到全身皮肤，导致心脏缺血缺氧。特别是患有冠心病、高血压等心脑血管病的老人，水温过高会使血压降低、心率加快、心脑供养不足，引起休克。因此，水温在24~29℃为宜。

（2）换衣服时的室温不要太低。

从温度高的地方，突然来到温度低的地方，身上还没有保暖的衣物，会使血管受冷收缩、血压升高，加重心脏负担。所以要做好保暖工作，洗完澡出来时，多披一条毛巾，或在浴室里提前换好衣服。必要时，应使用电暖气或浴霸等电器。

（3）切不可久泡。

泡澡时间过长，容易使人疲劳，易引起心脏缺血、缺氧。头部血液供应相应减少，易导致脑缺血而发生意外。因此洗盆浴以20分钟为宜，淋浴3~5分钟即可。

（4）洗澡时不要饱食、空腹。

饭后，人体要从全身调集一部分血液到胃肠，饭后立即洗澡，会使消化道血流较少，妨碍食物消化和吸收，引起肠胃不适。另外，心脏等部位供血不足，易诱发心脑血管意外。空腹则会造成低血糖，脑部供血不足，会导致晕厥。洗澡时间应在饭后1小时左右为宜。

（5）洗澡时动作不宜过快过猛。

高血压患者的血管都有不同程度的硬化，如果动作过快过猛，容易发生脑血管意外。这一点，老年高血压患者尤其要注意。

（6）不宜到公共浴室去洗澡。

公共浴室的水温通常都比较高，明显超过体温，而且一般的公共浴室通风设备都比较差，会让人觉得闷热，呼吸不畅。在这种环境下，血压会明显上升，甚至造成不良后果。

9

按摩涌泉穴，滋养肝肾

涌泉穴为肾经穴，按揉涌泉穴可以滋养肝肾以达到降血压的目的，还有利于缓解头晕、耳鸣等症状。

定位：在足底，屈足卷趾时足心最凹陷处。

快速取穴：卷足，足底前 1/3 处可见有一凹陷处。

按摩手法：用拇指按揉涌泉穴 200 次。

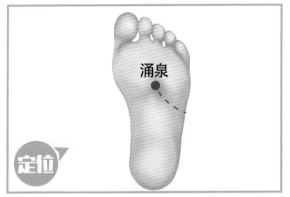

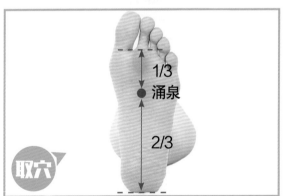

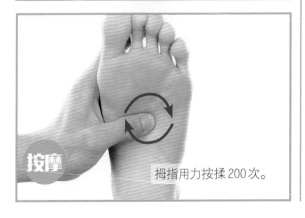

拇指用力按揉 200 次。

10

按摩印堂穴，缓解头晕

印堂穴位于头部，按摩印堂穴可缓解头晕、头痛、失眠等疾病，松解头部肌肉组织。

定位：在前额部，两眉毛内侧端中间的凹陷中。

快速取穴：两眉头连线中点处即是。

按摩手法：用拇指按揉印堂穴 200 次。

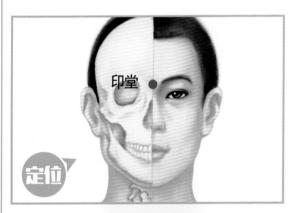

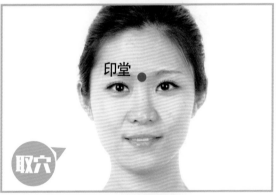

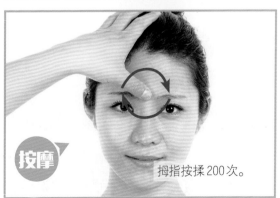

拇指按揉 200 次。

11

按摩人迎穴，调节神经

人迎穴是胃经穴，因其所处位置特殊，其深部为交感神经干，外侧还有迷走神经分布，而这两种神经对调节神经兴奋有重要作用，因此经常按摩人迎穴可以达到调节血压的目的。

定位：在颈部，横平喉结，胸锁乳突肌前缘，颈总动脉搏动处。

快速取穴：从喉结向外侧量 2 横指，动脉搏动处即是。

按摩手法：用拇指指腹轻轻按压人迎穴 50 次。

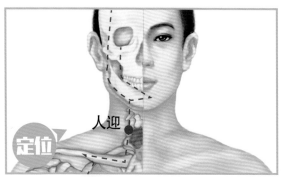

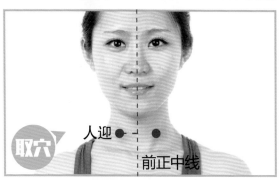

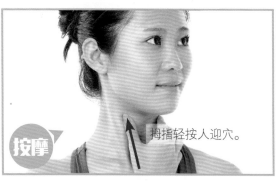

拇指轻按人迎穴。

12

按摩曲池穴，调匀呼吸

曲池穴为大肠经穴，其深部为桡神经本干，按摩曲池穴有助于放松神经系统，使呼吸逐渐均匀，达到调节血压的目的。

定位：在肘区，尺泽与肱骨外上髁连线的中点处。

快速取穴：把胳膊弯曲，肘横纹这条细缝靠近肘尖的部位。

按摩手法：用拇指按揉或弹拨曲池穴 100 次。

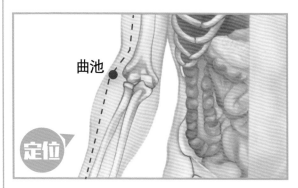

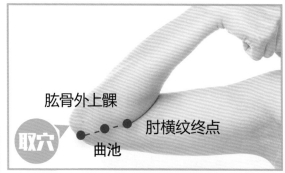

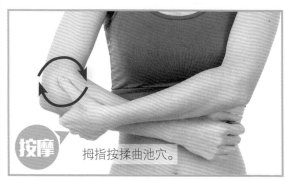

拇指按揉曲池穴。

13

按摩内关穴，改善心脏功能

内关穴为心包经穴，对心脏功能有双向调节的作用，经常按摩可以调节中枢及自主神经，改善心脏功能，从而达到调节血压的目的。

定位：在前臂前区，腕掌侧远端横纹上2寸，掌长肌腱与桡侧腕屈肌腱之间。

快速取穴：微屈腕握拳，从腕横纹向上量3横指，两条索状筋之间。

按摩手法：用拇指掐揉内关穴200次。

14

按摩太冲穴，清肝泻火

太冲穴为肝经原穴，按揉太冲穴可以清肝泻火，适用于肝阳上亢型高血压患者，有利于缓解头目胀痛、眩晕、耳鸣等症状。

定位：在足背，第1、2跖骨间，跖骨底结合部前方凹陷中，或触及动脉搏动。

快速取穴：足背，沿第1、2趾间横纹向足背上推，感到有一凹陷即是。

按摩手法：用拇指按揉太冲穴200次。

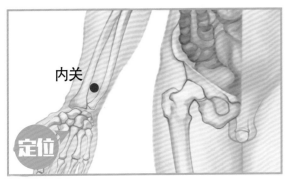

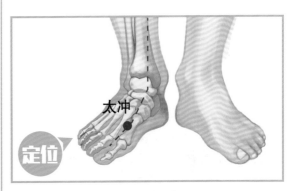

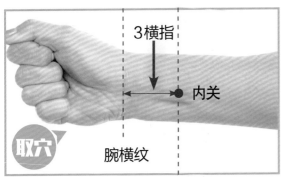

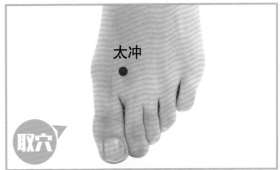

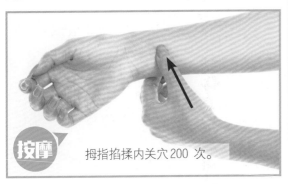

拇指掐揉内关穴200次。

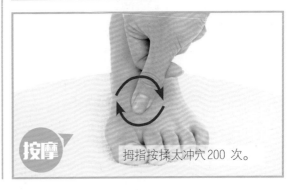

拇指按揉太冲穴200次。

22:00p.m. 睡觉

前文提到"子午觉",子时即为23:00~1:00,此时人体阴气最盛,阳气衰弱。过了夜半,阴气渐衰阳气渐长。所以子时休息,最能养阴,睡眠效果与质量较其他时刻均会事半功倍。子时也是十二经脉中胆经当令的时候,此养胆的时间应该熟睡。这时候如果熬夜,胆就得不到充分的休息。

随着睡眠的进行,2:00~3:00为一天中血压最低的时间。

1

睡前务必上厕所

冬季如果夜晚起床上厕所,屋子太冷会引起血压急剧上升,因此要注意在睡前排便。并且冬季厕所里可放置小型取暖装置。

2

冬天睡前先暖被

冬天,一些人总感觉手脚冰凉,晚上睡不着觉。因为天气寒冷,人体血管收缩,血液回流能力就会减弱,使得手脚,特别是指尖部分血液循环不畅,也就是人们常说的"神经末梢循环不良",而导致手脚总感觉冰凉。睡觉时,就会觉得浑身冰冷,大脑兴奋,入睡困难,这对高血压患者尤为不好。

因此,在睡觉前先暖被子,有助睡眠的同时亦可稳定血压。

3

不宜选择高枕头

人在躺下休息的时候,血液量少,血压低,而高枕头不能保证输送必要的血液到头顶,也就出现了代偿性的血压上升。不仅仅是高血压患者,对于一般的人来说,避开沉重被褥和高枕头,这是保证身体休息的重要条件。

4

老人不宜仰卧眠

老年人若仰卧而眠,睡熟时舌根及咽喉部的软组织便非常容易松弛,可能堵塞呼吸道,因此会出现呼吸困难,从而导致缺氧。长期的缺氧会使动脉壁的内皮细胞通透性增加,血管壁内膜下的脂质沉积,促使动脉粥样硬化形成,会导致脑动脉舒缩功能减退而致脑功能下降。

因此,老年人不宜仰卧而眠,尤其不可长期仰卧而眠,应选择正确的睡觉姿势,建议右侧卧睡。

不宜仰卧眠。

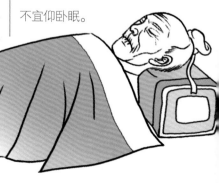

5

高血压药枕推荐

药枕疗法是指将具有芳香开窍、镇静安神、益智醒脑、活血通脉、调养脏腑、调整阴阳等作用的天然药物，经过加工处理或炮制，装入枕芯之中，或者直接做成薄型药袋放入普通枕头之上，在睡眠时枕用，以达到降压目的的一种方法。

（1）白菊花枕

材料：白菊花120克。

制作方法：白菊花洗干净，晒干，装进小纱布袋缝入枕头中。

功效：每晚枕着睡觉，适用于高血压兼头痛患者。

（2）蚕沙枕

材料：蚕沙120克。

制作方法：蚕沙晒干，装进小纱布袋缝入枕头中。

功效：每晚枕着睡觉，适用于高血压、结膜炎的患者。

（3）决明白菊枕

材料：石决明、白菊花、玫瑰花各适量。

制作方法：把以上材料晒干，装进小纱布袋缝入枕头中。

功效：每晚枕着睡觉，通过药物刺激"大椎""风池"等穴位来达到降血压的目的。

（4）茶叶绿豆药枕

材料：绿豆2000克，绿茶叶1000克。

制作方法：将两味分别晒干后混匀，用纱布包裹缝好，装入枕芯内，制成药枕使用。

功效：每晚枕着睡觉，有清凉泻火、平肝降压等作用。

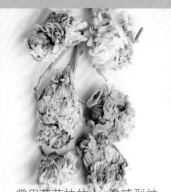

常用菊花枕的人，会感到神清气爽，精神饱满。

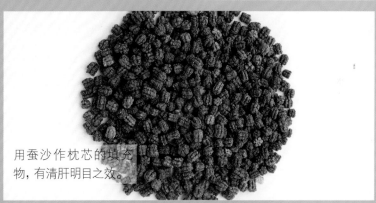

用蚕沙作枕芯的填充物，有清肝明目之效。

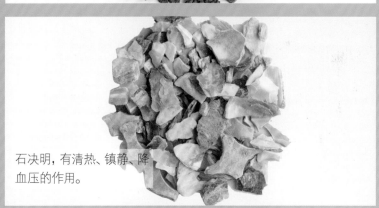

石决明，有清热、镇静、降血压的作用。

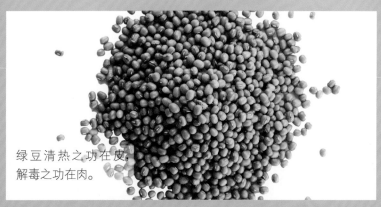

绿豆清热之功在皮，解毒之功在肉。

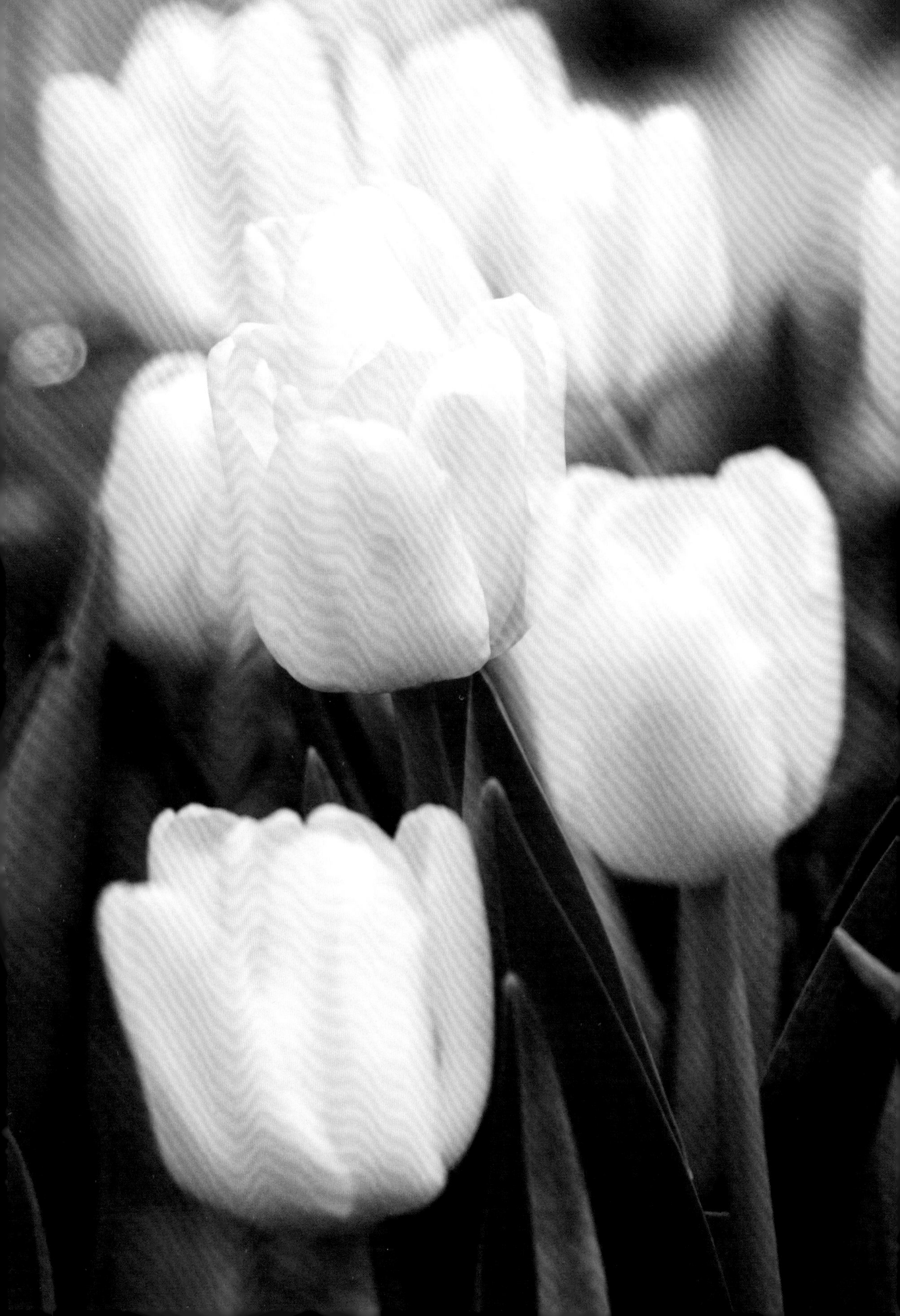

第二章

高血压四季调养指南

春季五行属木,性升发,人的血压相对升浮;夏季五行属火,易伤津耗气,血压相对偏低;秋季五行属金,温度变化大,降温会导致血压升高;冬季五行属水,水冰地坼,血压升高。一年四季季节变化,会对血压产生不同的影响,本章将给出高血压春夏秋冬四季的调养方案。

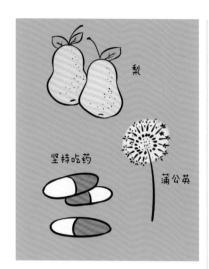

梨

坚持吃药

蒲公英

春季保健穴位

1. 太冲穴

太冲穴是肝经的穴位，对于血压有双向调节的作用，和内关穴配合，用拇指掐按 3~5 分钟，1 日 2 次。

2. 桥弓穴

把头转向左侧或右侧，鼓起来这一条筋叫桥弓穴，我们用手从上往下推，操作时可以抹一点润滑油或药膏。对急性的高血压效果特别好。血压突然升高引起头疼、眼睛胀疼，也可从上往下推以缓解不适。

春季调养方案

春季五行属木，性升发，天人相应，人的气血也相对升浮，气血上升，血压容易升高、波动不稳，症状可表现为头晕、耳鸣、面色通红、心烦、急躁易怒、眼干、目涩等。中医一般认为是肝阳上亢、肝火内盛。因此，在春天应根据这些特点加以调护。尤其是对于高血压患者，更要注意不要随便停药，同时养肝、护肝。

清内热，清肝火

在春天，高血压患者应该清内热、泻肝火，把火往下降一降，有利于血压平缓地下降，也有利于预防高血压带来的脑出血以及其他心脑血管的意外。

我国民间素有"惊蛰吃梨"的习俗。此时气候比较干燥，人们很容易口干舌燥，而且春节期间吃了大鱼大肉，已经有了内火，这时不妨多吃些梨，可清热养阴、生津化痰。

初春四五月间，这时候蒲公英随处可见。它可生吃、炒食、做汤、炝拌……不仅味道鲜美，而且能很好地去内火。中医认为，蒲公英性味苦、甘、寒，入肝、胃经，有清热解毒之功。

一定要坚持服用降压药物，不能随便停药

即使没有觉得不舒服，也应该坚持吃药。否则，是很危险的，随意停药和等血压高了之后再吃很容易造成血压的反弹。在反弹的过程中，身体的一些器官就会不知不觉地受到伤害。

除坚持吃药外，定期复查也很重要，尤其是对血压的观察，患者最好自己在家定期监测血压。

春季血压特点：

春季血压容易升高，高血压患者要注意不要随便停药，同时养肝、护肝。

夏季调养方案

夏季五行属火,易伤津耗气,因此夏天容易出现气阴不足。而且,五脏之中心属火,心主血脉,心气阴不足,则血压相对来说会降低一些,表现为四季变化中,相同药物治疗下,夏季血压相较于其他季节偏低。

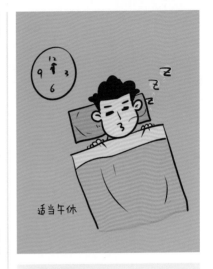

适当午休

适当午休

夏季昼长夜短的规律决定了很多人夏季睡眠时间相对较少,很多人也伴随着睡眠质量下降,出现夜间血压增高,血压波动较大。因此高血压患者夏季一定要注意保证充足的睡眠,中午可适当休息1小时,以补充睡眠不足。

空调温度不可调过低

夏季因为炎热,有的人喜欢把空调温度开得很低,尤其是从室外刚进室内的时候。这样一热一冷,血管会从本来的舒张状态一下子变成收缩状态,极容易引起血压上升。从空调房里出门,也是这个道理,血管又会扩张,这样血压就不停地在波动。因此,夏季除了生活方式上多注意外,还要时时监测血压,不能随意增减药量,以免血压频繁波动,造成器官损伤。此时病人再将药量减少的话,势必很难控制病情。

夏季推荐饮品

莲子心饮:将莲子心用开水进行冲泡,然后每天晚上睡觉之前服用,这样能够很好地促进睡眠,尤其适合高血压患者。

薏米绿豆汤:取薏米 30 克,绿豆 30 克。先将薏米淘净后用清水浸泡一夜,与淘净的绿豆一同放入锅内,加水煮,直至烂熟,加入蜂蜜或冰糖即可食用,能够防暑除湿。

山楂荷叶麦冬汤:将山楂洗净去核,切片,麦冬淘洗干净,与荷叶一同放入锅中,煮熟即可,有降血脂、减肥的作用。

夏季血压特点:

夏季血压会相对较低,容易出现气阴不足。

夏季保健穴位

1. 劳宫穴

中医认为,劳宫穴有"清心火,镇静安神"的功效。用左手拇指指端顶住右手掌心的劳宫穴,垂直向下按压,其余的手指则按压在手背上,力度由轻到重,一压一松,持续1-2分钟即可。

2. 内关穴

内关穴和整个心肺都有关系,它不让邪气进来,也不使正气出去,所以叫内关穴。如果发现有了心火,按一按可以去心火。力度适中,按摩 3-5 分钟,感觉有酸胀感即可。

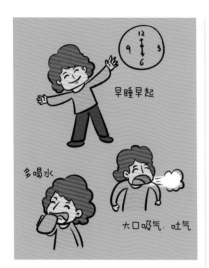

秋季调养方案

秋天温度变化幅度大，昼夜温差变化也大，秋天温度下降，刺激肾上腺素上升，体表血管收缩以减少热量的散发，同时肾上腺素又可使心率加快，这样就会导致血压的升高。

自我保健的方法

秋天，天干物燥，燥邪为主，燥气通于肺，肺与大肠关系最密切，肺受到秋燥的伤害，肺津不能滋养大肠，就会形成津枯便秘。所以秋天要润肺生津，大便才能正常。

(1)养成固定时间排便的习惯。

(2)宜吃含纤维素多的蔬菜及块茎类蔬菜。

(3)清晨5-7点是大肠"值班"的时候，此时喝一杯水可促进大便通畅。

(4)宜吃蜂蜜及"五仁"：杏仁、麻子仁、芝麻仁、核桃仁、松子仁。

(5)宜吃"三色萝卜"，红萝卜、白萝卜、黄(胡)萝卜。

(6)多运动，如腰腹运动，可改善肠道气血运行，利于排便。

(7)按摩关元穴、天枢穴、长强穴。

早睡早起

秋季，自然界的阳气由疏泄趋向收敛、闭藏，起居作息也要做相应调整。早睡是为了顺应阴精的收藏，以养"收"气。早起是为了顺应阳气的舒长，使肺气得以舒展。高血压病在秋季发病率较高，发病时间多在长时间睡眠的后期，所以秋季适当早起，可减少血压波动。

呼吸吐纳

秋季最宜养肺。肺主气，肺和呼吸的关系最大，俗话说"人活一口气"，所以养肺的第一要义就是要会呼吸。正确的呼吸

秋季血压特点：

秋季温差较大，温度降低会导致血压的升高。

方法是平衡吸气和呼气之间的节奏，要做到平衡、放松，不能过于急促。

饮水

秋天主燥，燥邪的特点是干，所以要多喝水以对抗天干物燥。建议用蜂蜜、菊花、麦冬、桔梗、甘草等泡水喝，可以滋阴润肺。喝菊花茶的时候注意，白菊茶功效偏于润肺，黄菊茶功效偏于清热、明目。

食物养生法

宜吃秋果，包括秋梨、苹果、香蕉、葡萄、橘子、橙子、柚子等；吃秋天时令菜，如秋藕、荸荠、菱角以润肺养阴，多吃山药、红薯、土豆以健脾益肺；吃秋天坚果，如核桃、栗子、榛子、松子、柏子仁、腰果、开心果以健脑。

秋天容易出现肺燥之象，宜食养阴生津之品：如藕或藕粉、杏仁、百合、燕窝、银耳、荸荠、秋梨、蜂蜜、香蕉、猕猴桃、秋菊花或用麦冬、桔梗、甘草适量泡水饮。

冬季调养方案

中医认为，冬季水冰地坼，无扰乎阳，应以"藏"为起居原则，去寒就温，无泄皮肤，意思是冬天天寒地冻，应该防寒保暖，避免阳气外泄，徒生病患。冬天血压变化与其寒气有巨大关系，寒有收引凝滞的特点，血管受到寒气之后收缩，就会出现血压升高。

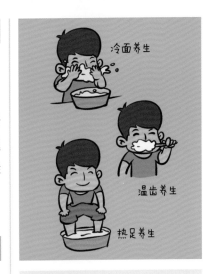

早睡晚起

"冬三月，为闭藏"，到了寒冷的冬季，生机潜伏，万物蛰藏，白昼逐渐缩短，黑夜逐渐延长。此时可以适当延长睡眠时间，作息应逐渐调整为"早卧晚起"。总之，多睡眠、多休息，一般来讲早睡养人体的阳气，晚起养人体的阴气。

冷面养生法

冷面是指用冷水（水温20℃左右）洗脸。中医认为人体的6条阳经均在头面部进行交接，所以称"头为诸阳之会"。冷水洗面，可以增强机体的抗病能力。

冬季血压特点：

冬季血压变化与寒气有关，血管受到寒气后收缩就会出现血压升高。

温齿养生法

温齿是指用温水（水温35℃左右）刷牙和漱口。口腔内的温度是恒定的，牙齿和牙龈在35℃左右温度下，才能进行正常的新陈代谢。如果经常给牙齿和牙龈以骤冷骤热的刺激，则可能导致牙齿和牙龈出现各种疾病，使牙齿寿命缩短。长期用凉水刷牙，就会出现牙龈萎缩、牙齿松动脱落等现象。

食疗药膳法

炖海参：水发海参30克。加水适量，小火炖服。

醋泡花生米：带红衣花生米250克。加醋适量，浸泡一周，每日食3次，每次适量。

清脑羹：银耳10克、杜仲10克，冰糖适量。先将杜仲加水150毫升，煎熬30分钟后去渣取汁。将浸泡洗净后的银耳和冰糖入药液中，小火煮至银耳熟烂服食。

热足养生法

热足指每晚睡前用热水（水温在40℃左右）泡脚。中医认为，双足是人体阳经和阴经的交接点，有诸多穴位，对全身的气血运行起重要作用。

先将脚放入37℃左右的水中，然后让浴水逐渐变热至40℃左右即可保持水温，足浴时水通常要淹过踝部，且要时常搓动。

足浴时间不要过长，一般15~20分钟为宜，否则双脚的局部血液循环长时间过快，会造成身体其他部位相对缺血，老人有可能因脑供血不足而昏厥。

饭后半小时内不宜泡脚，它会影响胃部血液的供给，容易造成营养不良。

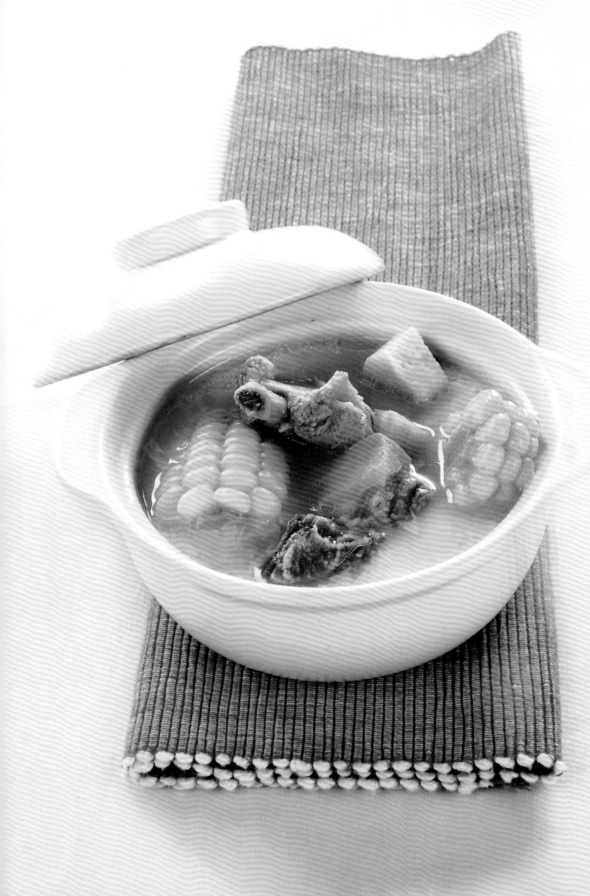

第三章

高血压饮食指南

相信您也知道，像高血压这样的慢性病目前还未发现根治办法。高血压虽然不能根治，但是可以"治根"，也就是说从病因上加以干预。"治根"的过程就是一个控制的过程，需要我们管住嘴。本章将会告诉你，哪些食物是适合高血压患者的，又有哪些饮食禁忌。

高盐导致高血压

每人每天增加2克盐量，血压升高1~2毫米汞柱

　　人体每天多摄入2克盐，收缩压将平均升高2毫米汞柱，舒张压将升高1.2毫米汞柱。"高盐饮食"已经成为高血压等慢性病的重要诱发因素。为此，高血压患者应增强"减盐"意识。坚持低盐、低脂、低胆固醇饮食，每日摄盐量应在5克以下。进食钠盐过多是高血压的致病因素之一，因为进食钠盐过多，会导致体内水潴留在血管内，从而使血管内的压力上升。

每人每天3~5克盐是指三餐总的用量

　　如果在家只烹饪一餐，则应该按照餐次、食物分配比例计算盐用量，如午餐占三餐的40%，则一餐每人的盐用量为5克×40%=2克；而不是不管在家做几餐食物，每顿都按每人5克盐用量。因为，许多在外就餐或即食食品都含有盐，应该计算在一天的用量中。

　　除了烹调用盐，其他调味料中也含有盐，特别是酱油、酱类。一般10克酱油中含有1.5克盐，10克黄酱含盐1.5克。如果菜肴需要用酱油和酱类，应按比例减少烹调中的盐用量。控盐意识要逐步建立，长期坚持，才会受益终生。

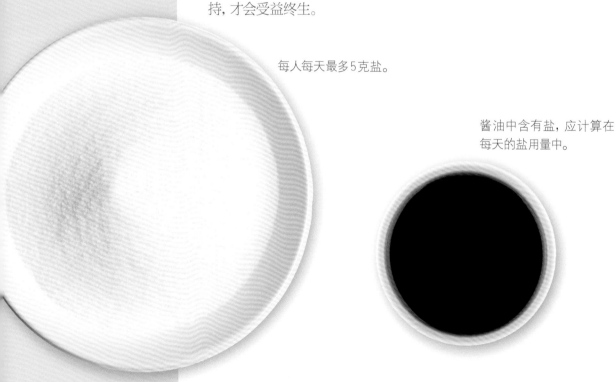

每人每天最多5克盐。

酱油中含有盐，应计算在每天的盐用量中。

烹调时可以这样限制用盐

首先要自觉纠正因口味过重而过量添加盐和酱油的不良习惯,对每天盐摄入采取总量控制,使用定量盐勺,或用量具量出,每餐按量放入菜肴中。

习惯过咸味食物者,为满足口感的需要,可在烹制菜肴时放少许醋,提高菜肴的鲜香味,帮助自己适应少盐食物。

在烹制菜肴时不要过早加盐,等快出锅时再加盐,能够在保持同样咸度的情况下,减少盐用量。对于炖、煮等菜肴,汤中盐含量更高,尽量保持菜汤的清淡。

重盐的人要阶梯式减盐

人的味觉是逐渐养成的,尤其是重盐的高血压患者,则需要不断强化健康观念,改变烹饪、饮食习惯,以计量方式(定量盐勺)减少盐的用量,培养清淡口味,逐渐将盐用量控制在 3~5 克以内。不仅仅是高血压患者,儿童饮食也应注意清淡,从小养成健康的饮食生活习惯,减少儿童高血压的发病率。

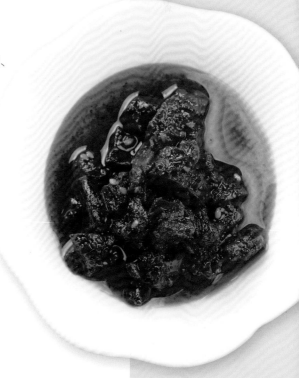

尽量不要食用过咸、过油的食物。

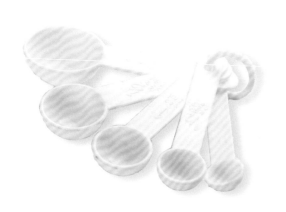

使用定量盐勺,控制盐用量。

五谷杂粮类

功效关键词

玉米中含有的亚油酸能够抑制胆固醇的吸收，可辅助降血压。

富含的维生素E可降低血清胆固醇、清除体内垃圾，保持血管弹性。其中烟酸及钙、镁、钾等营养素也对降血压有良好的效果。

玉米还含有大量的膳食纤维，有润肠通便的作用，并吸附人体的钠盐随粪便排出体外，有利于高血压患者。

1. 玉米

玉米中的钙有利于降血压。玉米含有丰富的脂肪，玉米脂肪中含有50%以上的亚油酸、卵磷脂和维生素E等营养素，这些物质能防止胆固醇升高、延缓细胞衰老。

控 血压，改善并发症

利尿消肿	✓
润肠通便	✓
降胆固醇	✓

防治肾炎型高血压 ✓

推荐搭配

✓ **玉米 + 松子** 健脾益肺。

✓ **玉米 + 草莓** 玉米含蛋白质，宜与富含维生素C的草莓同食。

玉米的食用人群宜忌

✓ "三高"、冠心病等心血管疾病患者
习惯性便秘患者
慢性肾炎水肿者

宜

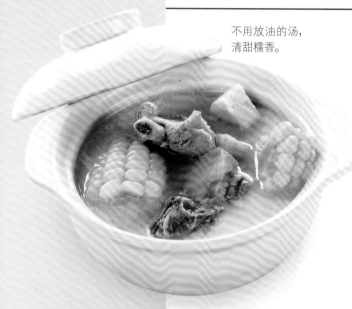

不用放油的汤，清甜糯香。

做法：250克排骨汆一下后与2根玉米、适量胡萝卜块、山药块放入砂锅，烧开后转小火煮至排骨烂熟，加点盐调味，出锅装碗即可。

玉米排骨汤

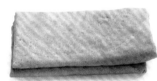

也可不放葱花、盐、花椒粉。

做法：将玉米浆和鸡蛋拌匀，将面粉放入拌匀成面糊，放葱花、盐和花椒粉拌成玉米面糊，小火煎熟即可。

鲜玉米煎饼

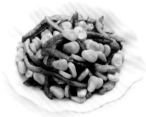

可健脾开胃、增进食欲、帮助消化。

做法：将25克青椒炒蔫铲起，再将150克玉米粒炒至断生，下油加青椒、盐炒匀即成。

青椒玉米

2. 薏米

薏米中丰富的水溶性膳食纤维，可以降低血液中胆固醇以及甘油三酯，并对预防高血压、高脂血症、脑卒中及心脏病等心血管疾病有特殊疗效。

控 血压，改善并发症

利尿消肿 ✓
促进新陈代谢 ✓
健脾补肺 ✓

缓解高血脂、高尿酸 ✓

功效关键词

薏米中含有一定的维生素 E，可起到扩张血管的作用，对高血压患者有益处。

薏米中含有丰富的 B 族维生素，有助于人体的热量代谢，对高血压患者控制体重有益处。

薏米含维生素、钙、铁、膳食纤维等，是一种营养均衡的谷物，其降压、降脂、降血糖功效甚至高于糙米和燕麦。

推荐搭配

✓ **薏米 + 香菇** 香菇味甘性平，化痰理气，薏米健脾利湿，清热排脓，二者均为抗癌佳品。

✓ **薏米 + 白果** 有健脾除湿，清热排脓的作用。

✓ **薏米 + 板栗** 补肾虚，利湿止泻。

薏米的食用人群宜忌

✓ 急慢性肾炎水肿者
面浮肢肿者
B 族维生素缺乏症者

✗ 消化能力差者

可加入冬瓜一起煲。

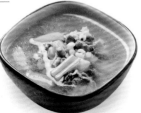

做法：老鸭氽去血水、切块，加适量水，把 30 克薏米、姜块、葱段、料酒一同放入锅中，大火烧开后改用小火煲熟，加盐即可。

薏米老鸭汤

做法：将薏米、红豆洗净。红豆先煮熟，然后加水、薏米，小火煨熟即可。

祛湿佳品。

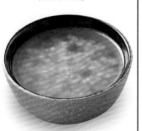

薏米红豆汤

做法：
把栗子、薏米下锅大火煮开，撇清浮沫，倒入冰糖后转小火煮到薏米全部开花，栗子粉糯即可。

栗子薏米羹

功效关键词

小米中所含的 B 族维生素、钙、磷、镁等营养成分能够抑制血管收缩，有利于降血压。

小米中的烟酸能够降低血液中的胆固醇和脂肪，减少人体对胆固醇和脂肪的吸收，起到控制血脂的作用。

3. 小米

小米可清热解渴、健胃除湿、和胃安眠、缓解呕吐，有利于预防血管硬化，尤其适于妊娠高血压患者。

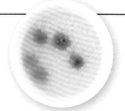

控	血压，改善并发症
清热解渴	✓
健胃除湿	✓
和胃安眠	✓
预防血管硬化	✓

推荐搭配

✓ **小米 + 桂圆**　补血养颜，安神益智。

✓ **小米 + 绿豆**　清热，明目，降压。

✓ **小米 + 鸡蛋**　有助于对蛋白质的吸收。

小米的食用人群宜忌

✓ 高血压患者
　高脂血症患者
　妊娠高血压患者

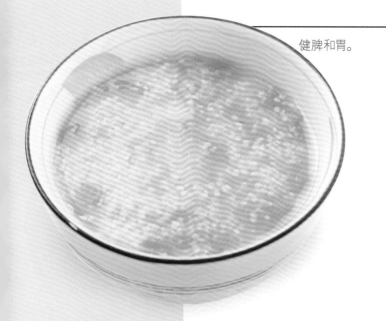

健脾和胃。

做法：小米洗净，泡30分钟备用。锅中加水，放入小米、南瓜块，大火煮开。转用小火煮至熟透即可。

小米南瓜粥

小米提前一晚泡上，第二天加上桂圆干煮上15分钟就可以吃上一碗热乎乎的粥了。

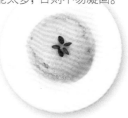

做法：小米、桂圆干入锅，加水，大火烧开后转用小火熬煮成粥，调入红糖即成。

桂圆小米粥

水分不能太多，否则不易凝固。

做法：锅中加水，放小米，隔水炖煮约2小时。舀去表面多余的水，盛盘，撒上枸杞子即可。

小米凉糕

宜

4. 黑米

黑米能滋阴补肾，补益脾胃，稳糖防衰，养肝明目。黑米还具有清除自由基，改善缺铁性贫血，抗应激反应以及调节免疫等多种生理功能。

控 血压，改善并发症

抗衰老 ✅
预防动脉硬化 ✅
养肝明目 ✅

预防心脑血管疾病 ✅

功效关键词

黑米中含有的硒元素，能够改善脂肪在血管壁上的沉积，从而减少动脉硬化、冠心病以及高血压的发病率。黑米中含有的维生素，可防止胆固醇的沉积，促进血液循环，有助于降低心血管疾病的发生率。黑米中的多种维生素和膳食纤维能够有效控制体重。

推荐搭配

✅ 黑米＋黑豆　保护血管。

✅ 黑米＋牛奶　益气养血，生津。

✅ 黑米＋莲子　清心，降压，安神助眠。

✅ 黑米＋红豆　补气补血，解毒利尿。

黑米的食用人群宜忌

✅ 老年高血压患者
糖尿病患者
体胖者

这种简易式发糕只经过一次发酵，口感不如外面卖的发糕那么细腻松软，最好趁热吃。

补气血，调血压。

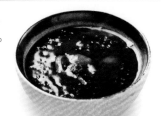

做法：山楂洗净去核，黑米淘洗干净。黑米、山楂入锅加水烧沸。转小火再煮1小时即可。

黑米山楂粥

做法：黑豆浸泡10小时，捞出洗净。将黑豆、黑米、黑芝麻放入豆浆机中，加水后启动豆浆机。过滤即可。

黑芝麻用炒熟的。

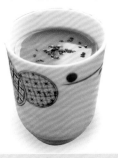

黑米芝麻豆浆

做法：
酵母和牛奶混合均匀，倒入黑米、面粉揉匀,圆模内铺上屉布，放入面团按压，覆盖发酵至两倍大，将葡萄干放在表面，开水上锅，大火蒸30分钟即可。

黑米发糕

功效关键词

红豆中的膳食纤维可调节血液中的胆固醇、甘油三酯、血糖。

红豆中的皂角甙有良好的利尿作用。

5. 红豆

红豆有化湿补脾之功效，对脾胃虚弱的人比较适合，在食疗中常被用于缓解高血压、动脉粥样硬化、各种原因引起的水肿，而且具有消暑、解热毒、健胃等多种功效。

控 血压，改善并发症

清心养神	✓
健脾补水	✓
润肠通便	✓

调节血脂、血糖 ✓

推荐搭配

✓ 红豆 + 黑米　补肾利水降压。

✓ 红豆 + 山楂　防治心血管疾病。

✓ 红豆 + 红枣　搭配食用对女性而言有很好的滋补养颜的功效，常食可使气色红润。

✓ 红豆 + 南瓜　二者搭配，可尽快排出体内有害物质，缓解感冒、胃痛、咽喉痛等病症。

红豆的食用人群宜忌

✓ H 型高血压患者
　痔疮患者
　营养不良引起的水肿患者

✗ 阴虚且无湿热者
　小便清长者

山楂健脾开胃，消食减脂；红豆调和胃气，补血润燥；两者共同食用，可最大限度发挥功效。

宜

水不要太多，盖过米即可，这样煮的粥更黏稠。

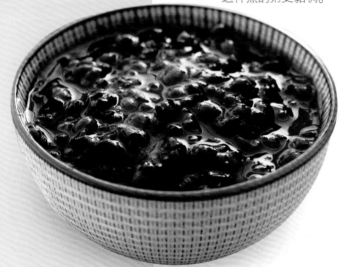

做法：锅置火上，黑米、红豆入锅加水，大火煮沸后改小火煮1小时即可。

红豆黑米粥

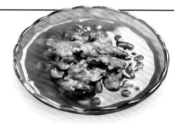

做法：用高压锅将红豆、山楂煮成泥状，加入少许冰糖煮化，放凉即可。

红豆山楂汤

红豆提前泡发，可煮得比较软烂。

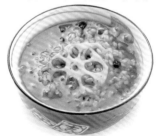

做法：将红豆、大米、藕片放入砂锅中，倒水，煮至粥成即可。

红豆莲藕粥

6. 红薯

红薯性平,味甘,归脾、肾经。又称甘红薯、番薯、山芋等,中医认为红薯补虚乏、益气力、健脾胃、强肾阴。

控 血压,改善并发症
通便减肥 ✔
抗衰老 ✔
健脾补虚 ✔

预防结肠癌 ✔

功效关键词

红薯所含的黏蛋白,能够保护黏膜并促进体内胆固醇排泄,维持血管壁弹性,降低血压。

红薯富含胶原纤维素,能抑制胆汁在小肠的吸收,胆汁对胆固醇有消化作用,从而降低血液中的胆固醇。

红薯中的胡萝卜素是一种抗氧化剂,可降低胆固醇,预防高脂血症。

推荐搭配

✔ **红薯 + 排骨**　能维持血管壁的弹性。

✔ **红薯 + 银耳**　降压,防治便秘。

✔ **红薯 + 小米**　补中益气,增强体质。

✔ **红薯 + 山药**　健脾化痰,稳糖控压。

红薯的食用人群宜忌

✔ 便秘者
高血压患者
高脂血症患者
体胖者

✘ 胃酸过多者
糖尿病患者

红薯一定要蒸熟煮透,因为红薯中淀粉的细胞膜不经高温破坏,难以消化。

静心安神。

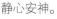

做法:红薯洗净、切块,放入锅内加水煮。小米洗净,待红薯煮一会儿后,放入锅内同煮至红薯绵软即可。

红薯小米粥

瘦身、养颜、滋补。

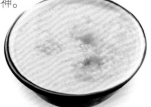

做法:将山药片、银耳、红薯片、姜一同放入锅中,加水煮沸。改用小火煮1.5小时,加冰糖即可。

银耳红薯汤

做法:
锅中放入花生米、红薯片、红枣、栗子,加水、牛奶,没过2厘米,小火烧开后放入生姜片;煮至红薯变软关火即可。

花生红薯汤

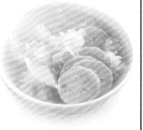
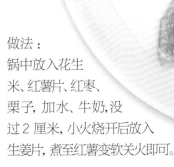

饼干热量较高，不建议食用。

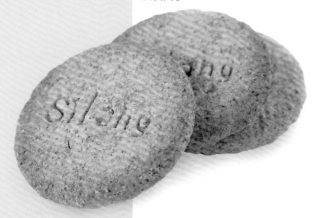

不可经常食用方便面。

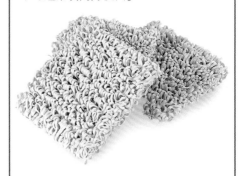

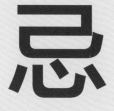

忌

1. 饼干

多数饼干的热量和脂肪含量很高，容易使血脂升高；部分饼干中的钠含量较高，会引发高血压，所以不建议高血压患者常食饼干。

2. 方便面

高血压患者适宜低盐、低脂饮食，而方便面一般含有多种添加剂及防腐剂，钠和总脂肪含量超标，长期食用容易导致心血管、肾脏及代谢系统异常。

油条在胃内停留时间长，难消化，还会影响睡眠。

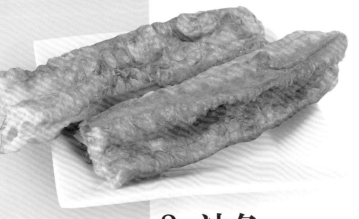

睡前尤其不宜吃元宵。

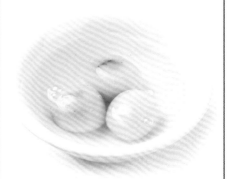

3. 油条

油条含有大量的油脂，过多食用后会使人感到腹部不适，胃、肠道功能较差的人，可能因此诱发或加重某些疾病。高血压患者尽量少吃油条，长期食用容易并发高脂血症。

4. 元宵

元宵以糯米为主要材料，糯米质地硬，难消化，为求好吃润口会加入较多的糖分和油脂，成为高糖、高脂、高热量的食品，高血压、高脂血症患者最好不要过多食用。

高血压、高脂血症、冠心病患者不要多吃月饼。

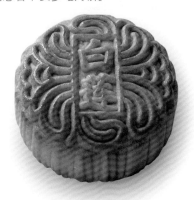

5. 月饼

月饼是高热量、高糖、高淀粉食品，一块中等大小的月饼，所含热量超过 2 碗米饭，脂肪量相当于 6 杯全脂牛奶。吃月饼会增加体内脂肪含量。

油温过高会导致食物的维生素被破坏。

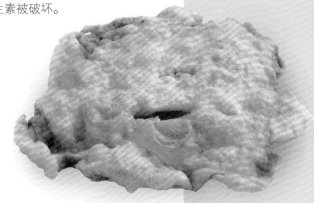

6. 油饼

油饼中的油脂，会导致肥胖，使血压升高、血脂异常。此外，油饼在连续高温炸制中，含有多种挥发性有害物质，不宜长期食用。

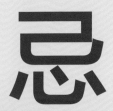
忌

不宜长期食用面包。

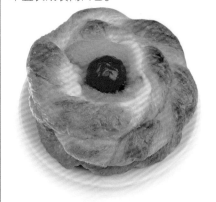

7. 面包

很多面包在烘焙过程中会加入酵母、砂糖、食盐等，可能会导致动脉硬化以及高血脂等血管疾病。高血压患者在饮食上要注意限油、限盐，尽量少吃含有大量奶油、芝士的面包。

蛋糕、酥饼等均属糕点。

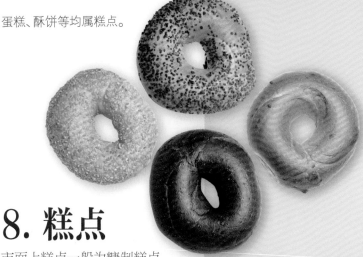

8. 糕点

市面上糕点一般为糖制糕点，其所含糖分和热量很高，不利于高血压、高脂血症患者。另外，"无糖蛋糕"虽然不含蔗糖，但其中的淀粉也会转化为葡萄糖，糕点中依然含有糖分和热量，"三高"患者食用这种蛋糕应有所节制。

蔬菜类

功效关键词

茼蒿富含胡萝卜素和特殊的挥发油，能够养心安神、稳定情绪，有助降压补脑。

茼蒿还含有胆碱，对血压有调节作用。

1. 茼蒿

茼蒿中含有多种氨基酸、脂肪、蛋白质及较高含量的矿物质，能调节体内水液代谢，通利小便，消除水肿。

控 血压，改善并发症

舒肝理郁	✓
利水渗湿	✓
通腹利肠	✓

降血压 ✓

推荐搭配

✓ 茼蒿 + 蒜　降压补脑，解毒消肿。

✓ 茼蒿 + 鸡蛋　促进对维生素 A 的吸收，健脑益智。

✓ 茼蒿 + 蜂蜜　降压止咳，平肝润肺。

茼蒿的食用人群宜忌

✓ 肝胆湿热型高血压患者
痰火扰心证患者
高血压患者
贫血患者

✗ 脾胃虚寒者
大便稀溏者

宜

和脾胃、利二便、消痰热。

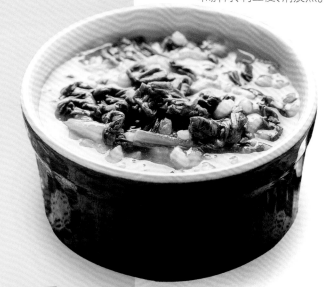

做法：茼蒿洗净，切段。大米淘洗干净，放入锅中，加适量水烧开，加入茼蒿段熬煮成粥即可。

茼蒿粥

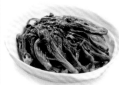

茼蒿很嫩，炒几下就可以出锅，清炒注意要少放盐。

做法：锅中放油烧热，将茼蒿放入快速翻炒。炒至菜变软时加入盐炒匀即可。

清炒茼蒿

叶菜类蔬菜很容易熟，时间上可短些。

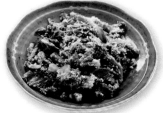

做法：将玉米粉均匀裹在茼蒿上，加盐拌匀，蒸锅蒸10分钟。撒上葱蒜末，烧热的油浇在上面拌匀。

粉蒸茼蒿

2. 西蓝花

西蓝花中矿物质成分比其他蔬菜更全面，钙、磷、铁、钾、锌、锰等含量很丰富，比同属于十字花科的花椰菜高出很多。还含有大量的硒，抗肿瘤，抗老化。

控 血压，改善并发症
- 防癌抗癌 ✓
- 增强机体免疫力 ✓
- 降低血糖 ✓

增强血管韧性 ✓

功效关键词

西蓝花中含有的类黄酮成分，能够清理血管，减少胆固醇氧化，防止血小板聚拢。
西蓝花所含的叶黄素和槲皮素，能够减少低密度脂蛋白胆固醇氧化后粘在血管壁上，从而降低动脉硬化的发生。

推荐搭配

- ✓ 西蓝花 + 猪瘦肉　增强体质。
- ✓ 西蓝花 + 虾仁　提高免疫力。
- ✓ 西蓝花 + 香菇　降低胆固醇，抗癌。
- ✓ 西蓝花 + 糙米　抗衰老，抗癌。

西蓝花的食用人群宜忌

- ✓ 久病体虚、肢体痿软者
  耳鸣健忘者
  脾胃虚弱者

西蓝花可先用盐水泡一会儿，增加口感，搭配胡萝卜，使整盘菜色泽亮丽，增加食欲。

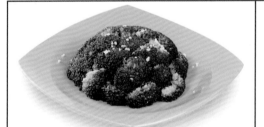

做法：将西蓝花洗净，切块，焯水。锅置火上，倒油，烧热后将葱花和蒜末爆香，然后倒入西蓝花块，加盐炒匀即可。

爆炒西蓝花

做法：西蓝花洗净、切块，放入锅内加水煮熟，与牛奶放入料理机中打成羹，可根据口味调入蜂蜜即可。

西蓝花牛奶羹

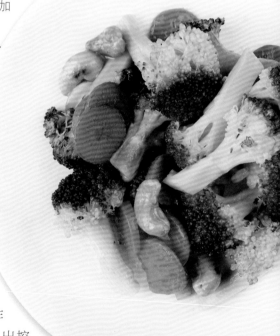

做法：锅中倒油烧至三四成热，放入腰果，炸至金黄色取出控油。留少许油烧热，放入西蓝花、胡萝卜片翻炒，加入盐、水，煮沸后以水淀粉勾芡，再放入腰果略炒即可。

清炒腰果西蓝花

功效关键词

芹菜所含的芹菜素能抑制血管平滑肌增殖，预防动脉硬化，有明显的降压作用。

芹菜中含有的芦丁可降低毛细血管通透性，还可以对抗肾上腺素的升压作用，具有降压功效。

3. 芹菜

芹菜可清热利尿，解毒消肿，消渴润肠。常食芹菜有很好的降血压、降血糖、降血脂、镇静安神、补血、清肠通便和消除自由基、抑制细菌、防癌抑癌等功效。

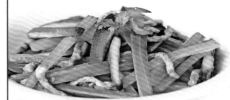

控 血压，改善并发症	
平肝降压	✅
镇静安神	✅
养血补虚	✅

清热解毒、减肥 ✅

推荐搭配

✅ **芹菜 + 海米**　海米含有丰富的蛋白质和矿物质，钙含量丰富，与富含膳食纤维的芹菜一起吃，营养丰富又能减肥。

✅ **芹菜 + 西瓜**　西瓜有除水肿、降血压的功能，芹菜可舒缓焦虑和压力，混合榨汁食用，既凉爽清心，又防病治病。

✅ **芹菜 + 牛肉**　增强免疫力。

芹菜的食用人群宜忌

✅ 糖尿病患者
　　高血压患者
　　高脂血症患者

❌ 脾胃虚寒者
　　肠滑不固者

宜

炒的时间不宜过长，保持芹菜清脆口感。

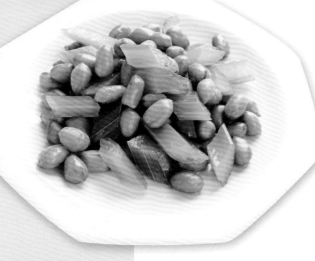

做法：芹菜焯水备用；花生去壳。油锅烧热，下花生米，炸熟后捞出。把蒜、花椒爆香，倒入芹菜丁，调入盐、花生，大火炒熟后即可。

花生芹菜

做法：锅内放油烧热，放入肉丝翻炒，后入豆腐干和芹菜段快炒后，用盐调味，出锅盛盘即可。

芹菜肉丝豆腐干

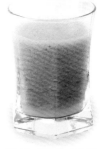

明目降压。

做法：芹菜、百合、适量水放榨汁机中搅打即可。

芹菜百合饮

4. 菠菜

菠菜中的镁能稳定血管平滑肌细胞膜的钙通道，激活钙泵，使钙离子排出，钾离子进入，减少钠内流，从而起到降压作用。

控 血压，改善并发症

平稳情绪 ✓
改善视力 ✓
养颜美肤 ✓

改善缺铁性贫血 ✓

功效关键词

菠菜中的膳食纤维能促进钠的排出，调节血压。

菠菜中含有丰富的钾，钾能限制钠内流，促进钠从尿液中排泄，还能对抗钠对血压的不利影响。

推荐搭配

✓ 菠菜 + 茄子　促进血液循环，预防癌症。

✓ 菠菜 + 海带　软化血管。

菠菜的食用人群宜忌

✓ H 型高血压患者
　高同型半胱氨酸血症患者
　妊娠高血压患者

✗ 肾炎、肾结石患者

菠菜味道清香，可增加食欲，莲子含脂肪和糖较少，两者搭配是比较理想的减肥佳品。

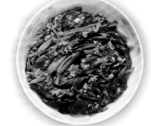

做法：菠菜洗净、切段，用开水焯后过凉水，攥干水分放入盘中。将蒜泥、芝麻酱、酱油拌成酱汁，淋在菠菜上即可。

麻酱菠菜

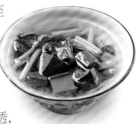

做法：油温烧至七成热，放葱花、姜丝炒香，放入猪血块翻炒均匀。加适量清水煮至猪血熟透，放入菠菜段煮沸即可。

大便溏泻者不宜食用。

菠菜猪血汤

做法：油锅烧热，爆香大蒜，然后放入菠菜、莲子、枸杞子及 2 大匙水，中火烧2分钟，再加入盐、水淀粉勾芡，浇在菠菜上即可。

莲子烩菠菜

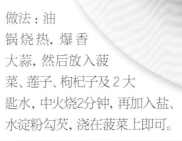

功效关键词

莴笋富含钾,可调节体内钠的平衡,具有利尿、降血压、预防心血管疾病的作用。

莴笋中含有烟酸,可降低体内胆固醇和甘油三酯,促进血液循环,降低血压。

5. 莴笋

莴笋中的某种物质对视神经有刺激作用,古书记载,"莴笋多食使人目糊,停食数天,则能自行恢复。"故视力弱者不宜多食,有眼疾特别是夜盲症的人也应少食。

控 血压,改善并发症

宽肠通便	✅
利尿通乳	✅
防癌抗癌	✅

开通疏利、消积下气 ✅

推荐搭配

✅ 莴笋 + 猪瘦肉 补虚强身、丰肌泽肤。

✅ 莴笋 + 木耳 防治高血压、高脂血症、糖尿病。

✅ 莴笋 + 口蘑 降压降糖。

莴笋的食用人群宜忌

✅ 肥胖者
糖尿病患者
高血压患者

❌ 视力不佳、有眼疾者
脾胃虚寒者
腹泻便溏患者

宜

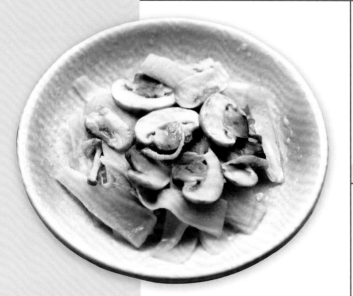

做法:口蘑洗净,去蒂,切片;莴笋去皮,切片。油锅烧热,爆香葱、姜,放入莴笋片、口蘑片翻炒,加入盐,炒熟即可。

口蘑炒莴笋

清脆爽口。

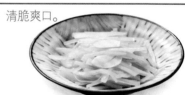

做法:油锅烧热,加花椒炸出香味;取出花椒,放入蒜片、葱末炝出味;再放入莴笋丝翻炒均匀,放盐即可。

炒莴笋

米先用冷水泡半个小时。

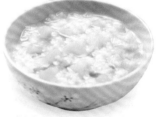

做法:锅中加水,放入大米,烧沸后加莴笋煮沸,再改用小火熬煮成粥,加盐即可。

莴笋粥

6. 番茄

番茄含维生素C、芦丁、番茄红素及果酸，有利于降低血压、胆固醇，预防动脉粥样硬化及冠心病。另含有大量的钾及碱性矿物质，可以促进血中钠盐的排出。

控 血压，改善并发症

清热止渴	✓
延缓衰老	✓
凉血平肝	✓

预防血栓发生 ✓

功效关键词

番茄中的芦丁，可有效保护血管，预防高血压。

番茄还含有钾元素，可帮助排除体内多余的钠。

番茄中的烟酸可促进红细胞形成，保持血管壁弹性，预防高血压。

推荐搭配

- ✓ **番茄 + 西葫芦** 降压利水，健胃消食。
- ✓ **番茄 + 白糖** 降血压效果明显。
- ✓ **番茄 + 蜂蜜** 补血养颜。

番茄的食用人群宜忌

- ✓ 高同型半胱氨酸血症患者
  高血压患者
  糖尿病患者
  高脂血症患者
- ✗ 急性肠炎患者
  菌痢患者

白糖不宜过多，调味即可。

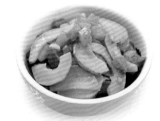

做法：西葫芦洗净、切片，番茄洗净、切小块。油锅烧热，放入西葫芦片、番茄块翻炒片刻，加盐调味即可。

西葫芦炒番茄

可做冷饮。

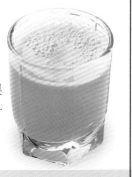

做法：将番茄、苹果洗净，切块，放榨汁机一同榨汁即可。

番茄苹果饮

做法：

将番茄洗净，用开水焯一下，去皮去蒂，切块加白糖，拌匀即可。

凉拌番茄

功效关键词

黄瓜中的芦丁可减少血管脆性，降低血管通透性，促进血液循环，有保护心血管、降压的作用。

黄瓜含有的烟酸可促使末梢血管扩张并降低血液中的胆固醇。

7. 黄瓜

黄瓜性凉，味甘；入肺、胃、大肠经。清热利水，解毒消肿，生津止渴。有助缓解身热烦渴，咽喉肿痛，风热眼疾，湿热黄疸，小便不利等病症。

控 血压，改善并发症

养颜抗衰	✓
减肥强体	✓
健脑安神	✓

降血糖 ✓

推荐搭配

- ✓ 黄瓜 + 醋　开胃降压。
- ✓ 黄瓜 + 芹菜　减肥，降低胆固醇。
- ✓ 黄瓜 + 木耳　除热解毒，利水减肥。

黄瓜的食用人群宜忌

- ✓ 肝阳上亢者
  肝火上炎者
  肝胆湿热者
  高脂血症患者
  糖尿病患者
  肥胖者

宜

爆炒时，可加入蒜炝锅。

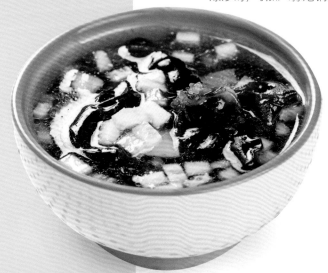

做法：黄瓜切小块，木耳水发去蒂。锅中倒油，木耳下锅爆炒，添水煮沸，倒入黄瓜块，加盐调味即可。

黄瓜木耳汤

美容、减肥。

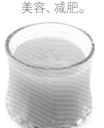

做法：黄瓜洗净，切成小块；芹菜洗净，带叶切碎，依次放入榨汁机中。加入适量水榨汁，最后调入蜂蜜即可。

黄瓜芹菜汁

清热解毒、生津止渴。

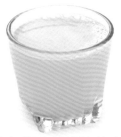

做法：将苹果块和黄瓜一起倒入榨汁机内，倒入准备好的白开水榨汁即可饮用。

黄瓜苹果饮

8. 苦瓜

挑选苦瓜时，要观察苦瓜上的果瘤，颗粒越大越饱满，表示瓜肉越厚，颗粒越小则瓜肉越薄。好的苦瓜一般光洁漂亮，如果苦瓜发黄，就已经过熟，会失去应有的口感。

控 血压，改善并发症

清热益气 ✓

养肝护心 ✓

防癌扶正 ✓

降血糖、降血脂 ✓

功效关键词

苦瓜富含维生素C，可保持血管弹性，防止动脉硬化，保护心脏。

苦瓜含有苦瓜甙和胰岛素类似物，可降糖控压。

推荐搭配

✓苦瓜 + 芥菜　滋阴润燥，清肝明目。

✓苦瓜 + 洋葱　降压，增强免疫力。

✓苦瓜 + 绿茶　降糖、降压、去脂。

苦瓜的食用人群宜忌

✓ 高血压患者
高脂血症患者
糖尿病患者
肥胖者

✗ 脾胃虚寒者

翻面的时候可以用一个盘子扣过来。

胡萝卜亦可切丝。

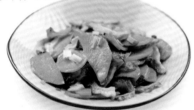

做法：苦瓜洗净，去瓤，切丝；胡萝卜削皮，切薄片。锅内加油烧热，放入苦瓜丝和胡萝卜片，快炒5分钟，加入葱花、盐炒熟即可。

苦瓜炒胡萝卜

做法：把苦瓜洗净，去瓤，切丝。连同鲜薄荷叶用沸水冲饮。

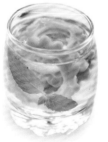

随取随用。

苦瓜茶

做法：
苦瓜去白瓤，切片，用盐拌，再入冰水浸泡20分钟，捞起切成细末。鸡蛋打散，加葱花、盐、苦瓜末搅拌。平底锅烧热加油，倒入苦瓜蛋汁，小火慢煎至熟即可。

苦瓜鸡蛋饼

少食腌菜。

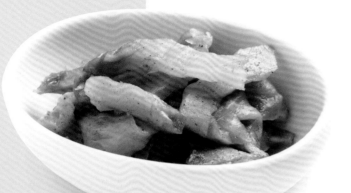

多吃可能引起泌尿系统结石。

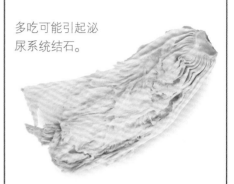

忌

1. 腌芥菜头

芥菜头经常被腌制成咸菜食用，因腌制后含盐量较高，而高血压、高脂血症患者忌多吃盐，故不宜多食芥菜头，以限制盐的摄入。

2. 酸白菜

酸白菜由大白菜腌制而成，在腌制过程中白菜的维生素被破坏，营养价值降低。酸白菜若储存不当也有可能生成亚硝酸，多食易致癌，故应少食。

春季也不可多食。

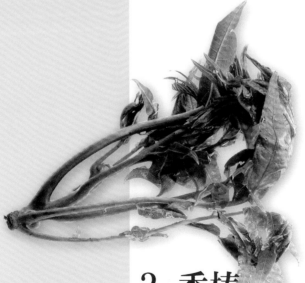

刺激性食物应少食。

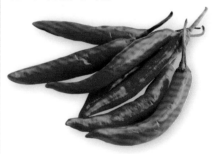

3. 香椿

香椿食用后容易加重肝火，另外，香椿是发物，慢性疾病患者应少食或者不食。

4. 辣椒

这里说的辣椒，是指带有辛辣刺激性气味的辣椒，高血压、高脂血症患者最好不要食用辛辣的蔬菜，以防使血压、血脂升高。

1. 海带

海带营养丰富，含有较多的碘、钙质，有缓解缺碘性甲状腺肿大之功效。海带可以冷拌食用，也可以做热炒菜。此外，海带还可以制作成海带酱油、海带酱、调味粉。

控 血压，改善并发症

缓解甲状腺低下 ✓
利尿消肿 ✓
抗癌防癌 ✓

防治动脉硬化、高血压 ✓

水产类

功效关键词

海带中所含的褐藻酸、不饱和脂肪酸，促进胆固醇的排泄。

海带中的钾、钙，可降低人体对胆固醇的吸收，并可降低血压、降低血脂。

海带中所含的镁可平衡体内的钠，并可以扩张血管。

推荐搭配

✓ 海带 + 菠菜　壮骨补钙，利水降压。

✓ 海带 + 排骨　润泽肌肤，降压降脂。

✓ 海带 + 冬瓜　消脂控压。

海带的食用人群宜忌

✓ 高血压患者
高脂血症患者
糖尿病患者
冠心病患者
动脉硬化患者
骨质疏松患者

✗ 脾胃虚寒者
甲状腺功能亢进患者

宜

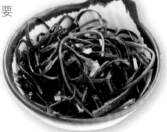

食用前一定要先泡开。

做法：蒜剁成末；海带泡开、洗净、煮熟，切丝。蒜、葱花、醋、盐同放一碗内调成味汁，浇入海带丝中，拌匀即成。

拌海带丝

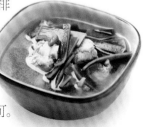

做法：油锅烧热，下姜炒香。放入排骨煸炒3分钟，放入海带略炒，倒水，调入枸杞子、盐、醋，小火炖熟即可。

炖熟后再加盐，会更有味道。

排骨海带汤

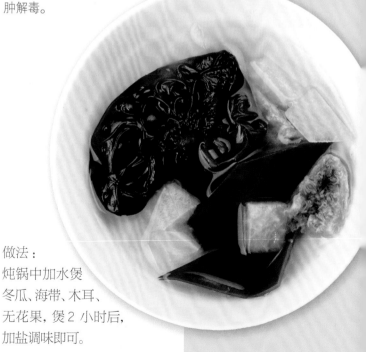

此汤可健胃清肠，消肿解毒。

做法：炖锅中加水煲冬瓜、海带、木耳、无花果，煲2小时后，加盐调味即可。

无花果海带汤

功效关键词

海蜇中的活性肽有降压作用。

海蜇中的另一种类似于乙酰胆碱的物质，可扩张血管，从而达到降低血压的目的。

海蜇中含有丰富的不饱和脂肪酸，可以预防心血管疾病、改善内分泌。

2. 海蜇

优质海蜇皮应呈白色或浅黄色，有光泽，自然圆形，片大平整，无红衣、杂色、黑斑，肉质厚实均匀且有韧性，无腥臭味，口感松脆适口。

控 血压，改善并发症

清热平肝	✓
化痰消积	✓
降压消肿	✓

消积润便 ✓

推荐搭配

✓ 海蜇 + 荸荠　　清热生津，滋养胃阴。

✓ 海蜇 + 银耳　　滋阴降压。

✓ 海蜇 + 冬瓜　　清热润肠。

✓ 海蜇 + 芝麻　　补肾通脉。

海蜇的食用人群宜忌

✓ 慢性支气管炎患者
　 高血压患者
　 动脉硬化者

✗ 胃寒体虚患者
　 海鲜过敏者
　 甲亢患者

宜

加胡萝卜条可提亮菜色，增加食欲。

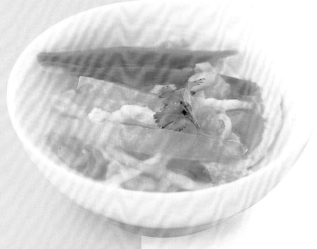

做法：冬瓜、胡萝卜条、海蜇皮、瘦肉丝一同放水中煮沸。大蒜捣成泥状，加一点盐、米醋，调成味汁加入汤中，用香菜点缀即可。

冬瓜海蜇汤

清脆爽口。

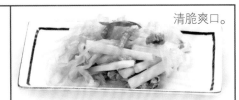

做法：芹菜条用热水焯。海蜇皮丝、海米用水浸泡，捞出洗净。把盐、醋放入海蜇皮、芹菜、海米中拌匀，彩椒点缀即可。

芹菜拌海蜇

注意先浸泡海蜇皮。

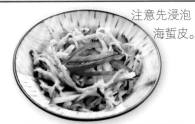

做法：海蜇皮用水浸泡，捞出洗净、切丝。把蒜泥、盐、生抽、米醋、香油调成汁，浇入海蜇皮丝、黄瓜丝、彩椒丝中，拌匀即可。

凉拌黄瓜海蜇皮

3. 沙丁鱼

沙丁鱼可烧菜食用，也可煎食。沙丁鱼在烹调前可先用盐腌一下，然后放入啤酒中煮半小时，可达到去腥的效果。

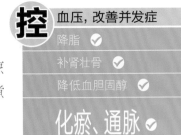

控 血压，改善并发症

降脂 ✓

补肾壮骨 ✓

降低血胆固醇 ✓

化瘀、通脉 ✓

功效关键词

沙丁鱼中的磷脂能够抑制甘油三酯的产生，并有逐渐降低血压的作用。

推荐搭配

✓ 沙丁鱼 + 番茄　二者搭配，可减少沙丁鱼的油腻感，也可使鱼肉更鲜嫩。

沙丁鱼的食用人群宜忌

✓ 心血管疾病患者

✗ 痛风患者
　肝硬化患者

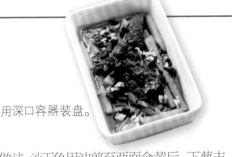

用深口容器装盘。

做法：沙丁鱼用油煎至两面金黄后，下葱末、蒜末、豆豉酱翻炒，下酱油略炒，出香气后下土豆条和水，炖熟，撒上香菜末即可。

沙丁鱼炖土豆

注意烤的时间。

做法：土豆片排放在烤盘中，撒盐和胡椒，铺沙丁鱼，倒番茄酱、洋葱丝，加少许盐、香草。中层烤20分钟后铺上芝士，再焗烤20分钟即可。

焗烤沙丁鱼

可洒上少许沙拉酱。

做法：
生菜洗净、撕小片，番茄洗净、切块，加玉米粒、熟沙丁鱼肉，搅拌均匀。

沙丁鱼沙拉

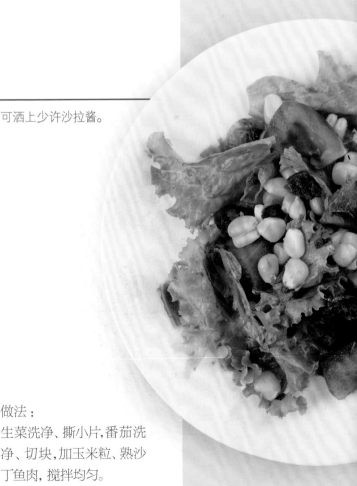

功效关键词

三文鱼中的不饱和脂肪酸可调节血压，常食用三文鱼，高血压患者的血压会有明显下降。

4. 三文鱼

三文鱼中含有丰富的不饱和脂肪酸，能有效降低血脂和血胆固醇，防治心血管疾病。

控 血压，改善并发症

补虚降脂 ✓
活血护脉 ✓
强脑防呆 ✓

提升高密度脂蛋白 ✓

推荐搭配

✓ **三文鱼 + 番茄**　预防阿尔茨海默症。

✓ **三文鱼 + 苦瓜**　二者搭配再适量加点儿鸡蛋清，有清热解毒之功效，是夏季清热解毒的佳品。

✓ **三文鱼 + 洋葱**　二者搭配可消除疲劳，有美容养颜的功效。

✓ **三文鱼 + 圣女果**　滋润肌肤，抗衰老。

三文鱼的食用人群宜忌

✓ 心血管疾病患者
　高脂血症患者

✗ 过敏反应体质者
　痛风患者

酱汁为研磨好的姜汁内加入清酒、味淋、日式酱油，调制成经典的照烧汁。口味淡的可以加入清水。

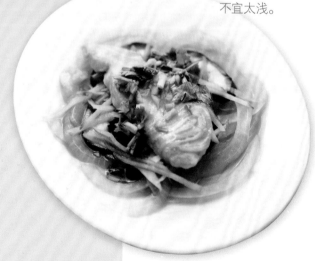

蒸鱼会流汤汁，盘子不宜太浅。

做法：三文鱼放在铺好的洋葱丝、姜丝、香菇片上，上锅蒸 6~7 分钟。滴入少许海鲜酱油，撒上蒜末、香菜末即可。

清蒸三文鱼

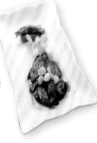

做法：放入三文鱼，煎至微微焦黄，翻面，将腌制三文鱼的酱汁倒入锅内，迅速关火，盛出。

照烧三文鱼

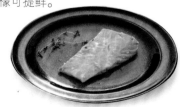

柠檬可提鲜。

做法：三文鱼用葱段、姜片、盐腌一下，平底锅烧热，倒油，加入三文鱼两面煎熟即可。食用时，将多余的油挤压干净，可挤柠檬汁同食。

煎三文鱼

宜

5. 紫菜

紫菜性寒,味甘、咸,入肺经;具有化痰软坚、清热利水、补肾养心的功效。

控 血压,改善并发症

利水消肿 ✓
调脂降压 ✓
补虚防癌 ✓

预防甲状腺肿大 ✓

功效关键词

紫菜中含镁丰富,可预防动脉硬化,保护血管壁,从而稳定血压。

紫菜中含有丰富的EPA,它具有降低胆固醇和甘油三酯的作用,从而使血液黏稠度降低,促进血液循环,有益于降血压。

紫菜中含有的牛磺酸可降低低密度脂蛋白,不仅可以稳压降脂,也可保护肝脏。

推荐搭配

✓ **紫菜+蜂蜜** 对肺及支气管有利。

✓ **紫菜+墨鱼** 补益降脂。

✓ **紫菜+豆腐** 平衡体内碘元素。

✓ **紫菜+虾皮** 补碘补钙,平衡血压。

紫菜的食用人群宜忌

✓ 高血压患者
甲状腺肿大患者
慢性支气管炎患者
高脂血症患者
动脉硬化者

✗ 肠胃功能较弱者
腹痛、便溏者

煮粥的时候加入一些色拉油,可以让粥香滑适口。

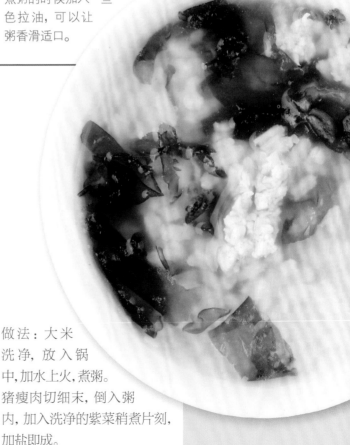

豆腐滑嫩,爽口。

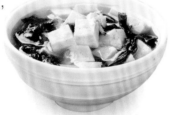

做法:将豆腐切块,和紫菜放入锅内,加水煮沸后,转小火慢炖至豆腐熟透,放适量盐、虾皮即可。

紫菜豆腐汤

做法:锅内加入清汤,烧沸后,放入黄瓜、海米、盐、酱油,煮沸后撇浮沫。下入紫菜略煮,出锅前淋上香油,调匀即成。

可不放酱油。

紫菜黄瓜汤

做法:大米洗净,放入锅中,加水上火,煮粥。猪瘦肉切细末,倒入粥内,加入洗净的紫菜稍煮片刻,加盐即成。

紫菜瘦肉粥

"三高"人群不宜食
用鱼子。

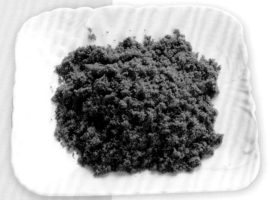

忌

1. 鱼子

鱼子是高热量、高脂肪食物，而且含胆固醇也较高，过多摄取会打乱体内胆固醇平衡。另外，鱼子不易消化，容易引起腹泻。故高血压、高脂血症患者不宜吃鱼子。就算是血压、血脂正常的人，也要把鱼子煮熟煮透才能食用。

胆固醇含量高。

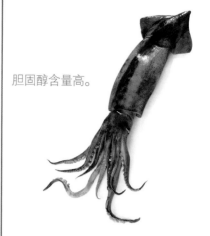

2. 鱿鱼

鱿鱼虽含有牛磺酸，可抑制体内胆固醇含量，但其本身也含有大量胆固醇，多食易导致动脉血管粥样硬化，引发心脑血管疾病。

钠含量很高，应慎食。

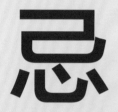

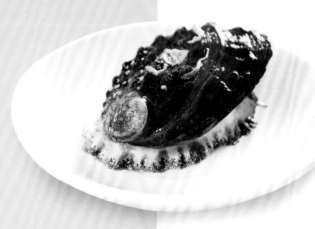

3. 鲍鱼

鲍鱼含有鲍鱼素，其有抑癌功效，但鲍鱼中钠含量极高，高血压患者过多食用易造成由钠元素引起的血压升高，引发心脑血管疾病。故高血压、高脂血症患者应慎食。

蟹黄中含有较高的胆固醇。

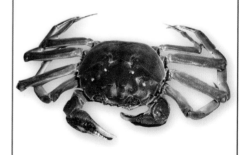

4. 螃蟹

螃蟹虽营养丰富，但蟹黄中含有较高胆固醇，高血压、高脂血症患者食用后容易引起血压、血脂上升，故不宜食螃蟹。

1. 鸭肉

鸭子吃的食物多为水生物，故其肉味甘、性寒，入肺、胃、肾经，有滋补、养胃、补肾、除骨蒸痨热、消水肿、止热痢、止咳化痰等作用。

控 血压，改善并发症

补虚强体 ✓
健脾开胃 ✓
通肠润便 ✓

降火、消水肿 ✓

肉蛋类

功效关键词

鸭肉中的脂肪主要是不饱和脂肪酸和低碳脂肪酸，可起到降低胆固醇的作用，对预防高血压有益。

鸭肉中的 B 族维生素能促进热量代谢，对血脂异常患者控制体重有帮助。

推荐搭配

✓ **鸭肉 + 山药**　鸭肉滋阴养胃、清肺补血，山药益气养阴，同食可健脾止渴，固肾益精。

✓ **鸭肉 + 海带**　二者同食，可软化血管，降血压，缓解心脏病。

鸭肉的食用人群宜忌

✓ 肥胖者
心血管疾病患者

宜

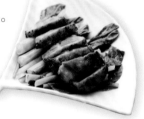

可配以青菜。

做法：菜心洗净焯水，用少许盐和香油拌匀；鸭肉取出，拍上面粉；平底锅里抹一层植物油润润锅，放入鸭肉煎到内熟外黄，盛出、摆盘即可。

香煎鸭肉

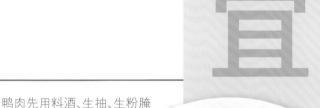

鸭肉先用料酒、生抽、生粉腌制一会儿，更易入味。

做法：鸭子放入汤煲，倒水大火煮开。放入生姜，略微搅拌后转小火煲1.5小时，关火前10分钟倒入冬瓜，煮软并用盐调味即可。

小火煲，保持鸭肉的鲜嫩。

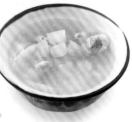

鸭肉冬瓜汤

做法：热锅下油炒豆干，同样也炒芦笋、蒜苗，盛起；再下油爆炒鸭肉至变色，把其他食材放入一起炒，放入蚝油、盐调味即可。

鸭肉豆干

功效关键词

鸡肉中的胶原蛋白可降低体内胆固醇和甘油三酯，具有降低血压的作用。

鸡肉所含的磷脂，可乳化血液中的脂肪和胆固醇，使其排出体外，有助于预防动脉硬化等疾病。

2. 鸡肉

鸡的肉质细嫩，滋味鲜美，适合多种烹调方法。鸡肉不但适于热炒、炖汤，而且是比较适合冷食凉拌的肉类。

控 血压，改善并发症

壮体补肾 ✓

健脑安神 ✓

提高免疫力 ✓

预防动脉硬化 ✓

推荐搭配

✓ **鸡肉 + 红小豆** 二者搭配，可补肾滋阴，还能活血利尿、祛风解毒、养血泽肤。

✓ **鸡肉 + 圆白菜** 鸡肉富含维生素 B_{12}，能够促进圆白菜中叶酸的吸收，防治动脉硬化。

鸡肉的食用人群宜忌

✓ 心血管疾病患者

✓ 高血压患者

高脂血症患者

体胖者

心血管疾病患者在喝鸡汤前，宜将鸡汤中的浮油撇去再食用。

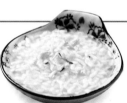

制作时要先把鸡肉放入清水中用小火煮开，再转小火熬粥。

做法：大米加水大火煮开，放入香菇片与鸡肉片煮熟，撒上葱末，加盐调味即可。

香菇鸡肉粥

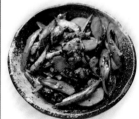

加胡萝卜，增加色泽。

宜

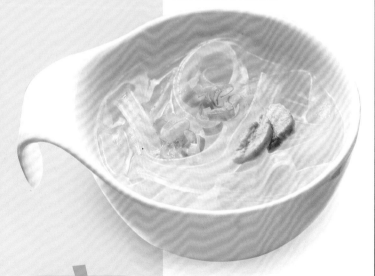

做法：鸡肉汤放锅内煮开，加入河粉，加盐调味，盛碗，撒上葱花即可。

鸡汤河粉

做法：油锅烧热，下鸡肉翻炒变色，下入葱、姜、蒜继续炒，下胡萝卜，下尖椒，放蚝油、酱油、盐翻炒，出锅即可。

尖椒鸡肉

3. 鸡蛋

鸡蛋味甘、性平。归肺、脾、胃经。滋阴润燥；养血补脑。

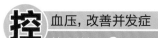

控 血压，改善并发症

健脑益智 ✓
保护肝脏 ✓
预防癌症 ✓

防治动脉硬化 ✓

功效关键词

蛋清中的蛋白质具有修复组织损伤作用，食用鸡蛋应以蛋清为主。蛋黄胆固醇含量相对较高，并发高脂血症患者不宜多吃。

推荐搭配

✓ 鸡蛋 + 番茄　清肝降压。

✓ 鸡蛋 + 荠菜　明目，降压，安神。

✓ 鸡蛋 + 青椒　提高蛋白质吸收率。

鸡蛋的食用人群宜忌

✓ 一般人群
　营养不良者

✗ 胆固醇较高者

榨菜含盐量较高，而高血压患者每人每天的盐摄入量为 3~5 克，所以榨菜宜少放。

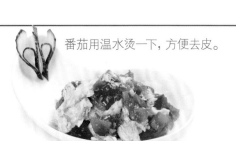

番茄用温水烫一下，方便去皮。

做法：番茄洗净切块。鸡蛋打入碗内，加盐搅匀。油锅烧热后放入番茄块、鸡蛋液炒匀，加入盐炒熟即成。

番茄炒鸡蛋

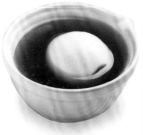

做法：将荠菜洗净，放入锅内，加水煎煮一段时间后捞出。放入鸡蛋，小火煮5~8分钟即成。

荠菜煮鸡蛋

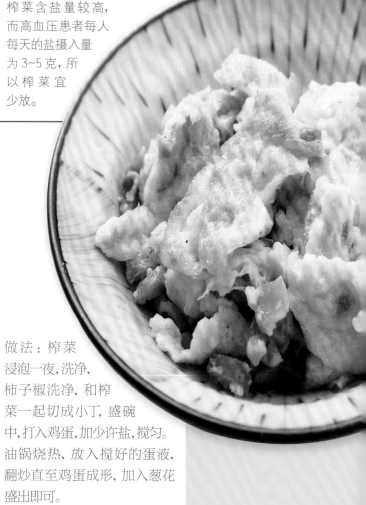

做法：榨菜浸泡一夜，洗净，柿子椒洗净，和榨菜一起切成小丁，盛碗中，打入鸡蛋，加少许盐，搅匀。油锅烧热，放入搅好的蛋液，翻炒直至鸡蛋成形，加入葱花盛出即可。

榨菜鸡蛋

即使不是"三高"人群，
也要少食肥肉。

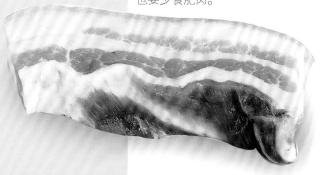

饱和脂肪酸含量高。

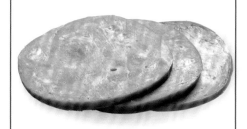

忌

1. 肥肉

肥肉是高脂肪、高热量、高胆固醇食物，常食容易令一些脂质沉淀在血液中，而高血压患者一般有血管硬化或血管狭窄的现象，吃肥肉会加重血液循环的负担。高血压患者尽量不吃肥肉，如肥猪肉、肥牛肉等。

2. 火腿肠

火腿肠是一种肉类加工食品，以畜禽肉为主要原料，辅以填充剂、调味品、香辛料、防腐剂等，高血压患者若长期食用易致血压升高、动脉粥样硬化。

肉在腌制过程中，会破坏
其营养元素。

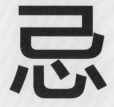
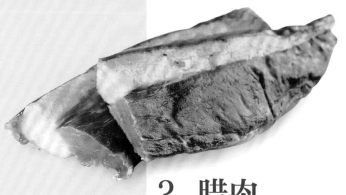

胆固醇含量高。

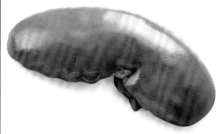

3. 腊肉

腊肉多为猪肉腌制而成，是一种高胆固醇、高盐食物。对于高血压患者来说，长期食用腊肉，容易导致血压上升、血管阻塞。如果体内积聚了过量的钠不能排出，还可能会导致水肿。

4. 猪肾

猪肾就是我们常说的猪腰子。其虽然补肾，但胆固醇含量颇高，故高血压、血脂异常者慎食。

适宜眼疾患者。

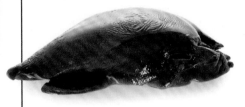

含盐量过高。

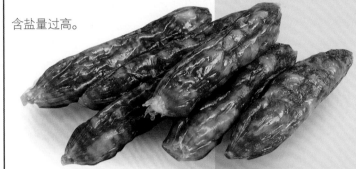

5. 猪肝

猪肝虽适宜眼疾患者食用，但其含有较高的胆固醇，食用后会使血液中胆固醇含量上升，故不适合高血压、高脂血症患者常食。

6. 腊肠

高血压患者应少食烟熏、腌制类食物，这类食物含盐量过多，人体摄入盐过多，就会直接影响血压的波动。所以高血压、高脂血症患者不宜多食腊肠。

忌

高热量，高脂肪。

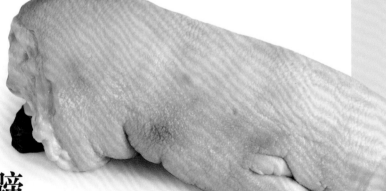

7. 猪蹄

猪蹄富含胶原蛋白，可延缓皮肤衰老过程。但因其热量和脂肪含量偏高，故高血压、高脂血症、动脉硬化患者少食。

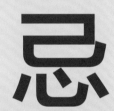

水果类

1. 猕猴桃

控 血压，改善并发症

促进新陈代谢 ✓

防癌抑肿瘤 ✓

防治便秘 ✓

降低胆固醇 ✓

猕猴桃含有丰富的碳水化合物、维生素和微量元素。尤其是维生素C、胡萝卜素及叶酸的含量较高。

功效关键词

猕猴桃中的维生素C有助降低体内的血清胆固醇和甘油三酯，维持血管弹性。

精氨酸能有效改善血液流动环境，预防血栓形成，有利于降低高血压等心血管疾病的发病率。

推荐搭配

✓ 猕猴桃 + 松子　促进铁的吸收。

✓ 猕猴桃 + 橙子　补充维生素C。

✓ 猕猴桃 + 芹菜　降压降脂。

猕猴桃的食用人群宜忌

✓ 高血压患者
　冠心病患者
　糖尿病患者
　高脂血症患者
　动脉硬化患者

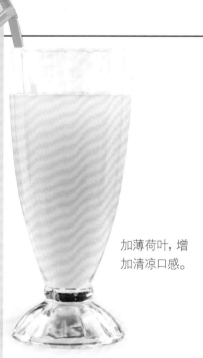

加薄荷叶，增加清凉口感。

做法：加入猕猴桃、苹果一起打成汁。薄荷叶放入果汁机中打碎，搅拌均匀即可。

猕猴桃薄荷汁

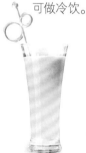

可做冷饮。

做法：将猕猴桃洗净，去皮；苹果洗净去皮切小块，在榨汁机中加水，放入猕猴桃与苹果块，榨出果汁，倒入杯中，加入蜂蜜即可。

猕猴桃苹果汁

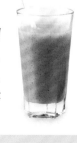

可适量加入蜂蜜。

做法：猕猴桃去皮，切成小块；芹菜切小段，备用。在榨汁机中加水，然后放入猕猴桃块、芹菜段搅打成汁即可。

猕猴桃芹菜汁

宜

2. 西瓜

西瓜有清热解暑、生津止渴、利尿除烦等保健功效。由于西瓜中含有抗高血压成分的瓜氨酸，所以适量吃西瓜可以起到一定的辅助降压作用。

控 血压，改善并发症

消心除烦 ✓
平肝降压 ✓
大便通畅 ✓

抗氧化、防衰老 ✓

功效关键词

西瓜中所含的瓜氨酸、精氨酸以及配糖体都有利尿、降压的作用。另外，西瓜皮也有消炎降压的功效。

推荐搭配

✓ 西瓜 + 酸奶　　清补脾肾。

✓ 西瓜 + 绿豆　　清热解暑，生津止渴，清心平肝。

西瓜的食用人群宜忌

✓ 高血压患者
　急慢性肾炎患者

✗ 糖尿病患者

小火慢慢熬粥，可增加粥的香滑口感。

瓜皮青如翡翠。

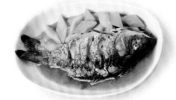

做法：油锅烧热，放入鲤鱼稍煎，再加入生抽、醋，盖上锅盖稍焖。加入西瓜皮和适量水，用小火焖入味，放盐调味即可。

翡翠鲤鱼

本菜清脆爽口。

做法：西瓜皮切丁，彩椒切丁。油锅烧热，将热油淋在西瓜皮丁、彩椒丁上，拌匀即可。

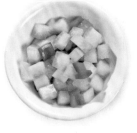

凉拌西瓜皮

做法：
留取西瓜皮中间青色部分，洗净切丁待用。锅内放入大米、水，用大火煮熟后，加入西瓜皮丁，再改小火煮约15分钟，最后以盐调味。

瓜皮粥

功效关键词

草莓中含有的膳食纤维和果胶能够促进消化液的分泌和肠道蠕动，润肠通便，降低血压和胆固醇。

草莓富含维生素和果胶物质，对防治动脉硬化、冠心病、高血压有一定功效。

3. 草莓

草莓味甘、酸，性凉，归肺、脾经。具有润肺生津、健脾、通便的功效；对风热咳嗽，口舌糜烂，咽喉肿毒，便秘，高血压等症有预防功效。

控 血压，改善并发症

明目养肝	✓
改善便秘	✓
促进胃肠蠕动	✓

防治动脉硬化、冠心病 ✓

推荐搭配

✓ **草莓 + 牛奶**　平肝凉血，健脾益精。

✓ **草莓 + 榛子**　软化血管。

✓ **草莓 + 蜂蜜**　补脾润燥。

草莓的食用人群宜忌

✓ 高血压患者
　冠心病患者
　高脂血症患者

草莓汁，可作为一种即食饮品，只要有榨汁机即可完成，方便简单，冰镇后，作为夏季饮品，口感更佳。

颜色清新宜人。

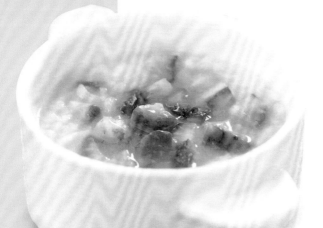

做法：将草莓洗净，切丁。大米淘洗干净，入锅，加牛奶小火煮沸。放入草莓丁，锅开后即可。

草莓牛奶粥

宜

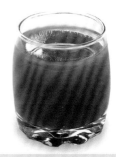

做法：将20颗草莓洗净去蒂，加适量水，榨成汁，倒入杯子内，加入蜂蜜即可饮用。

草莓汁

要滤出残渣。

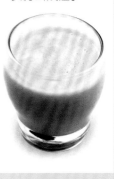

做法：把红小豆、草莓、榛子仁碎放入豆浆机中，加水，启动豆浆机。榨好后取汁即可。

榛子草莓豆浆

4. 橘子

橘子的外果皮晒干后叫"陈皮"（因入药以陈的皮药效好，故名陈皮）。而橘瓣上面的白色网状丝络，叫"橘络"，含有一定量的维生素P。橘核有理气止痛的作用。

控 血压，改善并发症

理气和血 ✓
通络化痰 ✓
消食化滞 ✓

舒肝、健脾和胃 ✓

功效关键词

橘子中的橘皮苷和川陈皮素可稀释血液，降低机体胆固醇含量。
橘子中所含的钾和维生素C对降血压有效果。
橘子中的维生素C除具有抗氧化作用外，对促进胆固醇排泄和抗脂质氧化，避免动脉粥样化也具有一定作用。

推荐搭配

✓ **橘子＋玉米** 有利于吸收维生素C。

✓ **橘子＋山楂** 降压祛湿。

橘子的食用人群宜忌

✓ 高血压患者
冠心病患者
脑出血患者

✗ 风热咳嗽者
咽喉肿痛者
声音嘶哑者
肺寒腹泻者

冰糖宜少放。

可清肺，利咳。

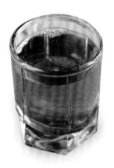

做法：橘皮洗净，切成方块；山楂洗净，切成薄片。山楂片、桂花、橘皮块入锅，加适量水，大火煮沸后改用小火煨煮，20分钟后取汁即可。

山楂橘皮汁

自制橘子汁。

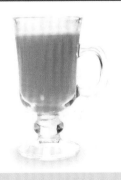

做法：将3个橘子洗净，连皮用榨汁机榨汁。倒出橘子汁，加蜂蜜调好即可饮用。

橘子汁

做法：吉利丁片用凉水泡软。将剥好的橘子放入搅拌器里打成浆。倒入锅中，倒入水，放入冰糖，大火烧开，小火煮20分钟关火。将泡软的吉利丁片放入锅中融化即可。放凉后，放入瓶中即可。

橘子酱

5. 葡萄

葡萄汁被誉为"植物奶"。葡萄含糖量高，在葡萄所含的较多的糖分中，大部分是容易被人体直接吸收的葡萄糖。

葡萄含有钾元素，可以抑制钠对血压的副作用，稳定血压，同时可预防并发冠心病。

花色苷有助于提高心脏的供血能力。

鞣质可稀释血液，预防心肌梗死和脑卒中。

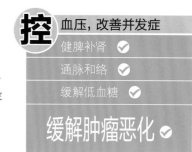

控 血压，改善并发症

健脾补肾	✓
通脉和络	✓
缓解低血糖	✓

缓解肿瘤恶化 ✓

推荐搭配

✓ 葡萄 + 枸杞子　补肾降压。
✓ 葡萄 + 蜂蜜　保持血管弹性。
✓ 葡萄 + 莲藕　利尿消肿。

葡萄的食用人群宜忌

✓ 高血压患者
　高脂血症患者
　动脉硬化者

✗ 糖尿病患者
　便秘者

山药具有滋养强壮，助消化，敛虚汗，止泻之功效。

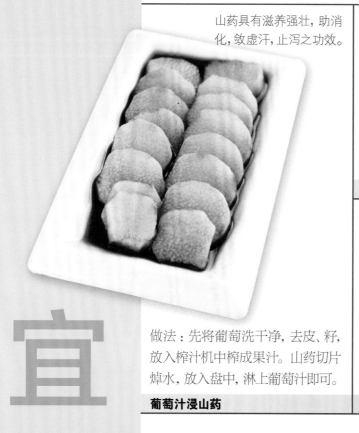

做法：先将葡萄洗干净，去皮、籽，放入榨汁机中榨成果汁。山药切片焯水，放入盘中，淋上葡萄汁即可。

葡萄汁浸山药

在放入榨汁机之前，要先将葡萄洗干净，从中间切开去籽去皮，带皮口感会比较涩，还会产生较多残渣。

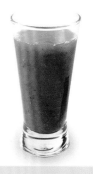

做法：将葡萄放入榨汁机中，倒入牛奶榨成汁，即可饮用。

牛奶葡萄汁

酸甜可口。

做法：将葡萄洗净，去皮、籽，放入榨汁机中榨成果汁即可。

葡萄汁

宜

6. 桑葚

桑葚汁浓似蜜,甜酸清香,营养丰富,所以桑葚又被称为"民间圣果"。桑葚味甘、性寒,具生津止渴、补肝益肾、滋阴补血、明目安神、黑发、利关节、醒酒等功效。

控 血压,改善并发症

健脾胃助消化	✓
预防血管硬化	✓
凉血止血、清肝泻火	✓

防治脑出血、高血压 ✓

功效关键词

桑葚含有丰富的维生素 E,能很好地清除自由基,防止脂质过氧化,可有效地扩张血管,调节血压,防治动脉硬化和脑卒中。

桑葚中的不饱和脂肪酸具有分解脂肪、促进胆固醇代谢、防止血管硬化等作用。

推荐搭配

✓ 桑葚 + 枸杞子 滋补肝脾,明目。

✓ 桑葚 + 山楂 软化、扩张血管。

✓ 桑葚 + 大米 补肝益肾,健胃养血。

桑葚的食用人群宜忌

✓ 阴虚阳亢型高血压患者
老年高血压患者

✗ 糖尿病患者

该粥可以滋补肝阴,养血明目,适合于肝肾亏虚引起的头晕眼花、失眠多梦、耳鸣腰酸、须发早白等症。

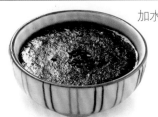

加水不宜过多。

做法:将桑葚、黑芝麻、大米洗净,放入豆浆机中捣烂备用。锅中加适量水煮开,加入捣烂的粉末,煮熟成糊状即可。

桑葚黑芝麻糊

滋补肝阴,养血明目。

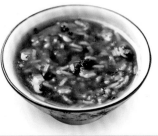

做法:将桑葚、大米洗净熬粥即可。

桑葚粥

做法:将红枣去核,桑葚洗净与淘洗好的大米一同放在锅内,加适量清水,小火煮至熟烂即可。

红枣桑葚粥

其他类

1. 核桃

适量食用核桃，不但不会升高血糖，还能减少肠道对胆固醇的吸收，适合高脂血症、高血压、冠心病病人食用，核桃含有大量的脂肪，能润肠，缓解大便秘结。

控 血压，改善并发症

补肾强脑 ✓
降脂护心 ✓
益肺润肤 ✓

能降低胆固醇 ✓

功效关键词

核桃中所含的维生素 E，可净化血液，对血管有保护作用。

核桃仁所含的脂肪酸中大部分是不饱和脂肪酸，可降低血压，减少动脉硬化的发病率。

推荐搭配

✓ **核桃 + 黑芝麻** 补肝益肾，乌发降压。

✓ **核桃 + 红枣** 健脾益肾。

✓ **核桃 + 大豆** 降糖控压，强健筋骨。

核桃的食用人群宜忌

✓ 易疲劳、压力大者
高血压患者
心血管疾病患者

食材提前浸泡后容易熟，粥的黏稠度高、口感好。杂豆洗干净用冷水浸泡 3 小时，红枣浸泡 2 小时。

可将核桃仁用热水浸泡 30 分钟，去皮。

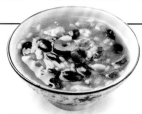

做法：糯米用冷水浸泡半小时后，开水下锅，大火烧开转小火。放入核桃仁、红枣、花生米、大豆、黑豆、山楂片，熬熟即可。

杂豆核桃糯米粥

可做早餐。

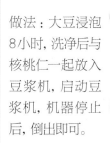

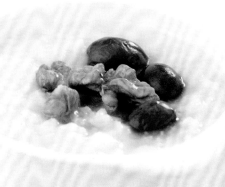

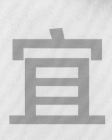
宜

做法：大米、红枣放入锅中，加水，大火煮沸后改小火煮 30 分钟。加入核桃仁煮至粥熟即可。

红枣核桃粥

做法：大豆浸泡 8 小时，洗净后与核桃仁一起放入豆浆机，启动豆浆机，机器停止后，倒出即可。

核桃豆浆

2. 脱脂牛奶

脱脂牛奶中的钙、镁等矿物质,可稳定情绪,调节血压。优质蛋白质能增强血管弹性,降低心肌张力,起到保护心脏功能的作用。

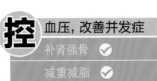

控 血压,改善并发症

补肾强骨 ✓
减重减脂 ✓
稳糖护心 ✓

有助于维持血压稳定 ✓

功效关键词

脱脂牛奶中的钙、锌等矿物质,可稳定情绪,降低血压。

优质蛋白质既可清除血液中多余的钠,同时又能增强血管弹性,降低心肌张力,起到保护心血管功能的作用。

推荐搭配

✓ **脱脂牛奶 + 大米**　补虚损,润五脏。

✓ **脱脂牛奶 + 燕麦片**　降压降糖。

✓ **脱脂牛奶 + 火龙果**　清热解毒,润肠通便。

脱脂牛奶的食用人群宜忌

✓ 高血压患者
　骨质疏松患者
　压力大、失眠者

简单易做,美容养颜。可适当少放水,将粥熬稠一点儿。

可加入坚果或水果。

做法:燕麦片用开水调成干糊状,放入微波炉用中火加热2分钟取出。加入脱脂牛奶冲调,即可饮用。

牛奶麦片粥

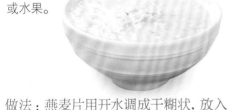

宜选用脱脂牛奶。

做法:大米放入锅内,加水,大火煮沸后,小火煮成粥。加入牛奶,煮3-5分钟即可。

牛奶粥

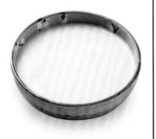

做法:
红枣、红薯块、大米与冷水一起放入锅中,大火煮开后,转小火煮粥,煮至粥半熟时,倒入脱脂牛奶,小火煮至粥熟即可。

牛奶红枣粥

功效关键词

绿茶中的儿茶素可降低血浆中的总胆固醇、游离胆固醇、低密度脂蛋白、胆固醇和甘油三酯含量，舒张血管，从而达到降压目的。

绿茶中的黄酮醇类物质有抗氧化作用，可防止血液凝块和血小板聚集成团。

绿茶中的茶碱可活化蛋白质激酶，减少脂肪细胞堆积。

绿茶中的维生素可清除对人体有害的自由基，有助降血压、防治动脉硬化。

3. 绿茶

新鲜绿茶的外观色泽鲜绿、有光泽，闻有浓味茶香；泡出的茶汤色泽碧绿，有清香、兰花香、熟板栗香味等，滋味甘醇爽口，叶底鲜绿明亮。

控 血压，改善并发症

醒脑提神	✓
防龋固齿	✓
利尿消脂	✓

缓解疲劳 ✓

推荐搭配

✓ 绿茶＋山楂　降脂降压。

✓ 绿茶＋柠檬　提高人体免疫力。

✓ 绿茶＋菊花　平肝清火、降压。

绿茶的食用人群宜忌

✓ 高血压患者
高脂血症患者
肥胖者

✗ 缺铁性贫血者
心律失常者
失眠者

宜

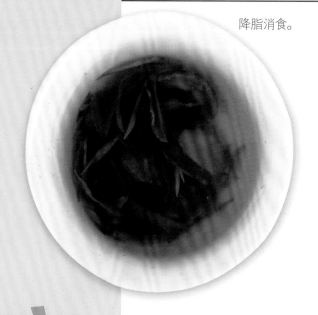

降脂消食。

做法：将山楂洗净切片。锅内加水，放入山楂片，煎煮15分钟，放入绿茶，再调入少许冰糖即可。

山楂绿茶

有平肝利尿、清火降压的作用，可缓解高血压引起的头痛、头晕、目赤肿瘤、眼底出血、鼻出血等。

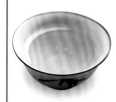

做法：将3克菊花、3克槐花、3克绿茶放入杯中，以沸水冲泡，盖盖闷5分钟取汁即可。

菊槐茶

清凉润喉。

做法：决明子、绿茶各5克。将决明子用小火炒至香气溢出，晾凉，再与绿茶一同冲入沸水即可饮服。

决明子绿茶饮

4. 橄榄油

橄榄油中含有比其他植物油都要高的不饱和脂肪酸、维生素D、维生素E、维生素F、维生素K和胡萝卜素等多种成分,非常健康。

控 血压, 改善并发症

改善心力衰竭 ✓
防治动脉硬化 ✓
预防心脑血管疾病 ✓

增强内分泌系统功能 ✓

功效关键词

橄榄油中的抗氧化剂可预防血管被氧化,保持血液正常流动。
在所有植物油中,其含不饱和脂肪酸最高,其中主要是单不饱和脂肪酸,能抗动脉硬化,有助于降压。

推荐搭配

✓ **橄榄油 + 芹菜** 降低血压,保护血管。

✓ **橄榄油 + 蜂蜜** 延缓皮肤衰老,适合皮肤干燥者。

✓ **橄榄油 + 大白菜** 降低胆固醇,润肠通便。

✓ **橄榄油 + 金针菇** 降压去脂。

橄榄油的食用人群宜忌

✓ 一般人群
✗ 急性肠胃炎患者

锅底放入橄榄油, 小火, 适时翻面, 煎至两面金黄即可。

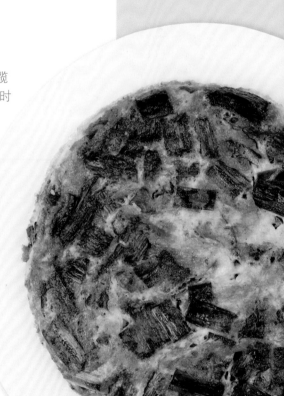

冰箱冷藏,味道更鲜美。

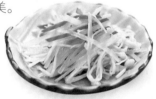

做法:金针菇、土豆丝入沸水焯30秒,沥干。橄榄油、盐调成味汁,淋在金针菇、红椒丝、土豆丝上,调匀即可。

凉拌金针菇

做法:玉米粒、西蓝花、鸡蛋煮熟。西蓝花、玉米粒、西红柿丁、鸡蛋丁一同放在大碗里,加入橄榄油、盐、黑胡椒,拌匀即可。

营养丰富。

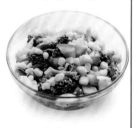

橄榄油蔬菜沙拉

做法:鸡蛋加适量盐打散。平底锅烧热倒入橄榄油;倒入鸡蛋液,摊成圆形的蛋饼,将韭菜撒在还未凝固的蛋液上,待蛋饼能在锅内移动时,将蛋饼翻过来再煎约1分钟即可。

韭菜鸡蛋饼

高脂血症患者不宜吃冰激凌。

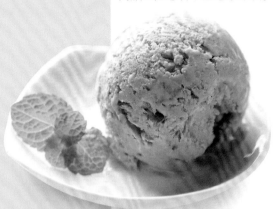

高热量，低营养。

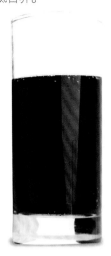

忌

1. 冰激凌

冰激凌是甜食，会造成体内脂肪堆积和血脂升高。而且冰激凌添加物中大多含有植物奶油，其中的反式脂肪酸会降低高密度脂蛋白，升高低密度脂蛋白，引发高脂血症的概率较高。因此，高脂血症患者不宜吃冰激凌。

2. 可乐

以可乐为代表的碳酸类饮料，是高热量低营养饮品，增加了肥胖的风险，长期饮用，导致无法合理控制总热量的摄入，所以对高血压、高脂血症患者来说，可乐不是好的选择。

咖啡因会刺激血压升高。

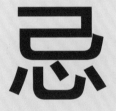

品茶宜淡。

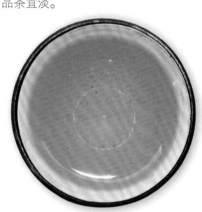

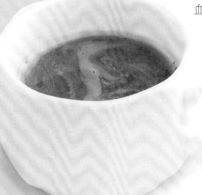

3. 咖啡

咖啡中的多酚绿原酸虽有一定的扩张血管的作用，但咖啡中的咖啡因是引起血压升高和刺激血脂的重要物质，尤其在精神紧张的状态下，咖啡因会使血压升高的危险性大大增加。

4. 浓茶

浓茶中含有能使中枢神经系统兴奋的物质，从而使脑血管收缩，引发脑血管疾病。另外，喝浓茶会加快心率，增加心脏负担。故高血压、高脂血症患者不宜饮用浓茶，而应选择清茶。

切忌过度饮酒。

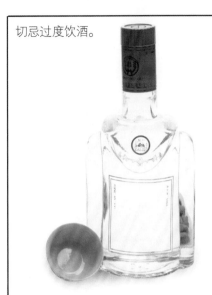

5. 白酒

大量饮白酒可使降压药物失效，血压升高，引发脂肪肝、肝硬化、肝癌。

油炸食品宜少吃。

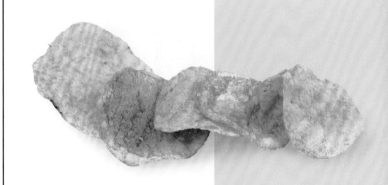

6. 薯片

薯片是高热量、高脂肪食物，不利于控制食物总热量的摄入，而且热量和脂肪过高会导致高脂血症患者发胖，加大患肥胖症的可能。薯片含盐量高，可导致由过量的钠引起的血压升高。故高血压、高脂血症患者不宜食用薯片。

忌

高热量，高脂肪，高胆固醇。

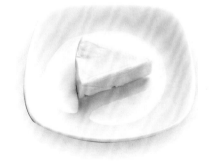

7. 黄油

黄油属高热量、高脂肪、高胆固醇食物，可引起患者血脂升高，造成胆固醇在血管壁上沉积。增加患肥胖症、心血管疾病等并发症的概率。高血压、高脂血症患者应引起注意。

松花蛋含铅，尽量不食。

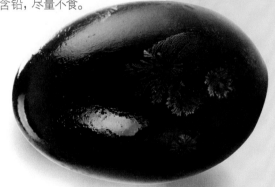

8. 松花蛋

松花蛋中胆固醇较高，食用后会增加血液中胆固醇的浓度，加重脂质代谢紊乱，从而加重高血压、高脂血症病情。

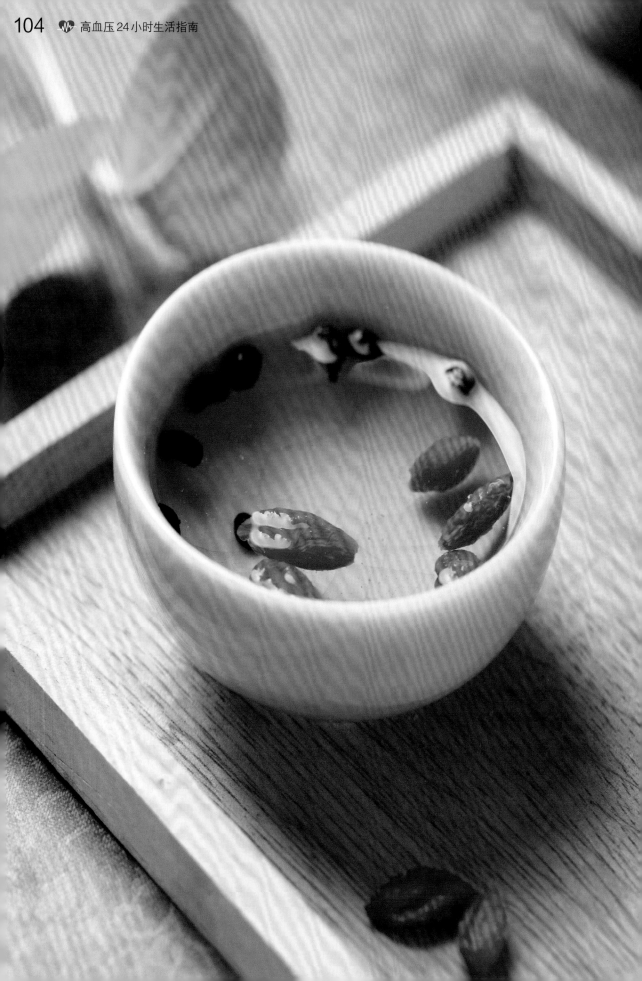

第四章

药食两用中药调养指南

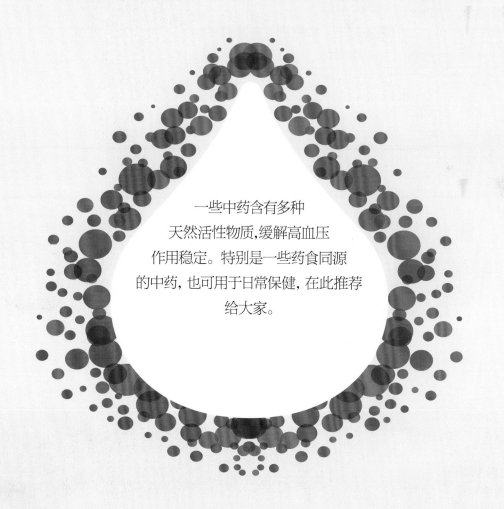

一些中药含有多种
天然活性物质,缓解高血压
作用稳定。特别是一些药食同源
的中药, 也可用于日常保健, 在此推荐
给大家。

功效关键词

决明子中的决明素控压效果显著。

决明子还含有大黄素、大黄酚等有机成分，有助于排除胃肠积滞，因此对高血压兼便秘者有很好的疗效。

1. 决明子

决明子所含的决明素不仅有降压效果，还可控制体内血清胆固醇含量，防止动脉粥样硬化。大黄酚还有平喘、利胆、保肝和降压作用。

控 血压，改善并发症

清肝明目	✓
平喘利咽	✓
减脂降压	✓

减缓动脉硬化 ✓

推荐搭配

✓ **决明子 + 绿茶** 清热平肝，消脂。

✓ **决明子 + 蜂蜜** 润肠通便。

✓ **决明子 + 菊花** 二者泡茶，有助于降血压。

✓ **决明子 + 枸杞子** 补肾清肝，降压降脂。

决明子的食用人群宜忌

✓ 便秘患者
肥胖症患者
高血压患者
高脂血症患者

✗ 大便溏泻者
脾胃虚寒者
脾虚泄泻者

宜

可明目、降压、调脂。

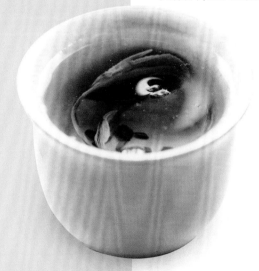

做法：决明子、甜菊叶，放入杯中，加适量沸水冲泡，盖盖儿闷15分钟即可。每日2次。

甜菊叶决明子茶

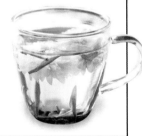

做法：决明子、菊花各10克，一起放入杯中，用沸水冲泡，盖盖儿闷15分钟即可。

菊花决明子茶

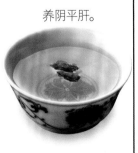

做法：决明子、枸杞子各10克，一起放入杯中，用沸水冲泡，盖盖儿闷15分钟即可。

养阴平肝。

枸杞决明子茶

2. 玉米须

玉米有很高的营养价值，殊不知玉米里还藏有一宝，它就是玉米须。玉米须是玉米的干燥花柱和柱头，又称"龙须"，其性味甘、平，有广泛的预防保健用途。

控 血压，改善并发症

利水降压 ✅
降糖减脂 ✅
利胆排石 ✅

调节免疫、防治肿瘤 ✅

功效关键词

玉米须中含有总皂苷、总黄酮、有机酸和多糖，具有降血压、降血糖、降血脂、利尿抗痛风、改善血液循环等作用；对慢性肝肾损伤具有较好的保护作用；具有较强的抗氧化活性，有较好的清除自由基的能力，可调节体液免疫功能和调节巨噬细胞吞噬功能，具有明显的抗肿瘤活性。

推荐搭配

✅ 玉米须 + 杭白菊 平肝降压，降脂降糖。

✅ 玉米须 + 枸杞子 补肾利水。

✅ 玉米须 + 石斛 补脾养阴。

✅ 玉米须 + 芦根 清热生津止渴。

玉米须的食用人群宜忌

✅ 各类高血压患者
高脂血症患者
糖尿病患者
高尿酸血症患者
水肿蛋白尿患者

利尿、消水肿。

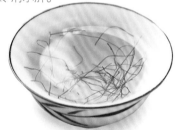

做法：玉米须10克，冷水洗净，用250毫升开水冲泡，盖盖儿闷15分钟，温服，每日3次。

龙须茶

做法：玉米须30克，冷水洗净，加适量水煮沸，转小火煮15分钟捞出。海带泡发洗净，切丝。荸荠去皮、洗净，切片。玉米须、荸荠片、海带丝一同入锅，加适量水煮沸，加盐调味即可。

玉米须海带汤

有助降血压，促进消化。

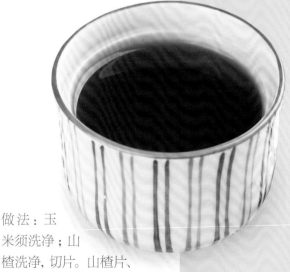

做法：玉米须洗净；山楂洗净，切片。山楂片、玉米须一同入锅，加入适量清水，大火烧开。转小火再烧10分钟，待水稍凉后加入少许蜂蜜调味即可。

玉米须山楂汤

功效关键词

夏枯草中的三萜皂苷等萜类物质以及有机酸类化合物具有降压的功效。其全草均有降压作用，能使血压持久稳定。夏枯草中的黄酮类可降低血清总胆固醇、甘油三酯和低密度脂蛋白胆固醇含量，预防动脉硬化。

3. 夏枯草

夏枯草味苦、辛，性寒，归肝、胆经。其所含芦丁能降低血管通透性，减少脆性，降低肝脂，还有抵制癌细胞的作用。

控 血压，改善并发症

清泻肝火	✔
散结消肿	✔
清热解毒	✔

祛痰止咳、凉血止血 ✔

推荐搭配

✔ 夏枯草 + 菊花　泻肝火，明目，降压稳糖。

✔ 夏枯草 + 大米　明目降压，清肝，散结解毒。

✔ 夏枯草 + 槐花　清热凉血、降压、降尿酸。

✔ 夏枯草 + 半枝莲　散结消瘤，除瘿。

夏枯草的食用人群宜忌

✔ 肝阳上亢型高血压患者
细菌性痢疾患者
高血压患者
糖尿病患者
高脂血症患者
乳腺、甲状腺结节肿瘤患者

✘ 脾胃虚弱者

宜

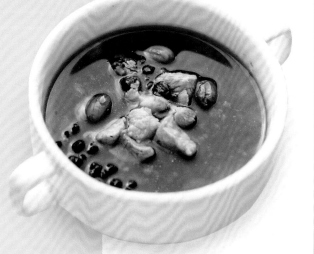

清热除烦，养心安神。

做法：将夏枯草去杂质，洗净；酸枣仁、花生仁、红枣洗净；猪瘦肉洗净，切块沸水去腥；把全部用料一齐放入锅内，加水适量，大火煮沸后，小火煮3小时，调味即可。

酸枣仁夏枯草瘦肉汤

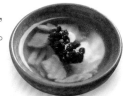

清肝火，控血压。

做法：猪瘦肉切块，姜切片。夏枯草、猪瘦肉块、姜片加适量水共煲，肉熟后加少许盐调味即可。

夏枯草煲瘦肉

做法：夏枯草装布袋中放锅里。加适量水，小火熬成药汁后去药袋。大米加水及药汁，大火煮沸后改小火熬至成粥即可。

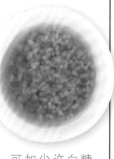

可加少许白糖调味。

夏枯草粥

4. 黄精

黄精味甘、性平,归脾、肺、肾经。具有补气养阴,健脾,润肺,益肾功能。

控 血压,改善并发症
补气养阴 ✓
健脾养胃 ✓
消脂调糖 ✓

防治肿瘤 ✓

功效关键词

黄精含有效成分能够降低血压,还具有明显的抗菌和抗病毒作用。它能够增加冠脉血流量,改善心肌缺血,预防冠心病,还有明显的抗心律失常作用。

黄精中的黄精多糖不仅可降低血糖,也可降低血脂、甘油三酯、$\beta-$脂蛋白和血胆固醇,改善动脉硬化斑块。

推荐搭配

- ✓ 黄精 + 山楂　益气养阴、活血消积。
- ✓ 黄精 + 大米　健脾和胃,益气补虚。
- ✓ 黄精 + 玉竹　降糖降压。
- ✓ 黄精 + 川芎　滋阴补肾,活血通脉。

黄精的食用人群宜忌

- ✓ 高脂血症患者
  动脉硬化患者
  阴虚阳亢型高血压患者
  低高密度脂蛋白血症患者
- ✗ 腹泻者
  咳嗽痰多者

玉竹具养阴、润燥、清热、生津、止咳等功效,可缓解热病伤阴、虚热燥咳、心脏病、糖尿病、结核病等症。

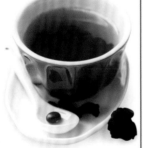

做法:将适量的黄精、黑豆洗净、浸泡10分钟。倒入砂锅,加适量清水,小火慢炖2小时即可。

补中益气,降糖控压。

黄精黑豆汤

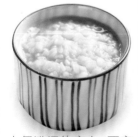

做法:15克黄精洗净,煎水取汁,去渣。50克大米淘净,放入药汁中,煮熟即可。

大便泄泻的病人,不宜选用。

黄精粥

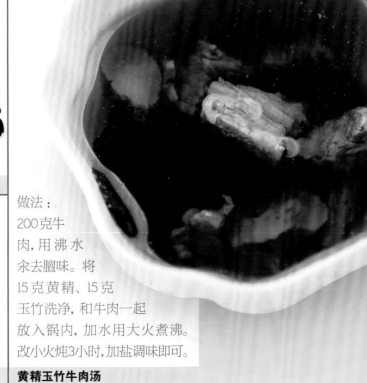

做法:200克牛肉,用沸水余去膻味。将15克黄精、15克玉竹洗净,和牛肉一起放入锅内,加水用大火煮沸。改小火炖3小时,加盐调味即可。

黄精玉竹牛肉汤

功效关键词

山楂中的黄酮具有缓慢而持久的降压作用，其降压机制以扩张外周血管为主。含有的山楂总黄酮可降低血清总胆固醇（TC）、甘油三脂（TG）、低密度脂蛋白；对多种原因引起的肝损伤具有显著的保护作用；增强机体抗氧化能力，具有一定的抗衰老作用。

5. 山楂

山楂味酸、甘，性微温，归脾、胃、肝经；可以开胃、降血脂、降血压、调节月经不调等，对身体有很多益处。

控 血压，改善并发症

消食导滞	✓
降脂降压	✓
活血调经	✓

防治动脉硬化 ✓

推荐搭配

✓ 山楂 + 陈皮　理气健脾、温经活络。

✓ 山楂 + 枸杞子　补肾活血、降压降脂。

山楂的食用人群宜忌

✓ 高血压合并血瘀证患者
　高脂血症患者
　冠心病患者
　动脉硬化者

✗ 换牙期儿童
　月经量多者

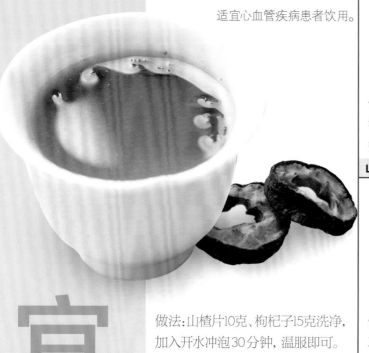

适宜心血管疾病患者饮用。

做法：山楂片10克、枸杞子15克洗净，加入开水冲泡30分钟，温服即可。

山楂枸杞饮

健脾养胃，助消化。

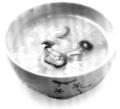

做法：山楂洗净、去核、切片。山药洗净、切片。二者一同入锅，加适量水，煮熟即可。

山楂山药羹

滋阴润肺，调节血压。

做法：山楂洗净，去核、切片。干银耳泡发、洗净，撕小朵。大米淘洗干净。一同放入锅中，加适量水煮熟即可。

山楂银耳粥

宜

6. 杭白菊

杭白菊味苦、甘,性微寒,归肺、肝经。具有清热、平肝明目的功效。

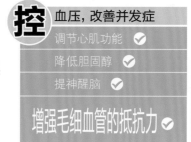

控 血压,改善并发症

调节心肌功能 ✓
降低胆固醇 ✓
提神醒脑 ✓

增强毛细血管的抵抗力 ✓

功效关键词

杭白菊主要含有黄酮、挥发油、三萜、甾体、酚类、多糖及微量元素等多种成分,具有保护心血管、降血压、降血脂、降血糖、抗氧化、抗癌等作用。

推荐搭配

✓ 杭白菊+决明子　降压消脂。

✓ 杭白菊+山楂　活血降压,护脉。

✓ 杭白菊+陈皮　清肝化痰。

杭白菊的食用人群宜忌

✓ 肝阳上亢型高血压患者
高脂血症患者
糖尿病患者
动脉硬化者

✗ 脾胃虚寒者

排毒养颜,可使肌肤光洁。

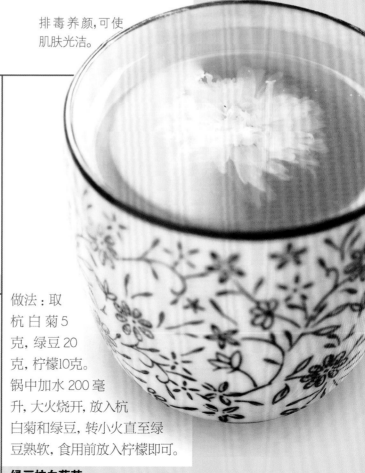

平肝明目。

做法:将杭白菊洗净,加水200毫升,煎至100毫升,入大米,再加水400毫升,煮成稀粥即可。

杭白菊粥

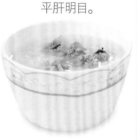

做法:取杭白菊10~30克,用沸水冲泡,代茶饮。

杭白菊茶

做法:取杭白菊5克,绿豆20克,柠檬10克。锅中加水200毫升,大火烧开,放入杭白菊和绿豆,转小火直至绿豆熟软,食用前放入柠檬即可。

绿豆杭白菊茶

7. 槐花

槐花味苦、性微寒，归肝、大肠经。《中国药典》称其"凉血止血、清肝泻火"，用于便血、痔血、血痢、崩漏、吐血、衄血、肝热目赤、头痛眩晕等证。

控 血压，改善并发症

凉血止血 ✓
清热降压 ✓
润肠通便 ✓

防治脑卒中 ✓

功效关键词

槐花含有的成分芦丁能够降低毛细血管的异常通透性、脆性，可用于高血压、脑溢血等症的缓解和预防，能维持血管抵抗力等；芦丁有抑制醛糖还原酶作用，有利于糖尿型白内障的缓解。其所含的槲皮素有降低血压、增强毛细血管抵抗力、减少毛细血管脆性、扩张冠状动脉、增加冠脉血流量等作用。同时具有减低胆固醇和甘油三酯的作用。

推荐搭配

✓ **槐花＋杭白菊**　平肝降压，清热降脂。

✓ **槐花＋玉米须**　降压，利尿，通便。

槐花的食用人群宜忌

✓ 肝阳上亢型高血压患者
　肝火上炎型高血压患者
　便秘痔疮者

✗ 脾胃虚寒者

宜

清热，凉血，止血。

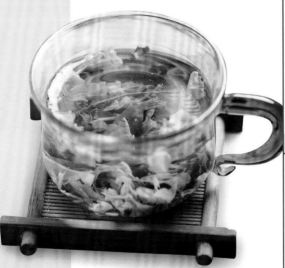

做法：槐花10克，绿茶5克，冷水洗净，250毫升开水冲泡15分钟，温服，一日3次。

槐花茶

清热平肝，调经止血。

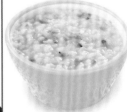

做法：槐花、大米洗净。二者一同入锅，加适量水，煮熟即可。

槐花粥

嫩香可口，补气凉血。

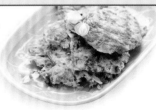

做法：鲜槐花30克，洗净、切碎。鸡蛋1个，入碗打散，放少许盐，加入槐花碎，搅拌均匀成糊状。饼铛加热，擦上少许油，放上蛋糊烙熟即可。

鲜槐花摊鸡蛋

8. 荷叶

荷叶味苦、辛、微涩，性寒凉，归心、肝、脾经。具有消暑利湿，健脾升阳的功效。

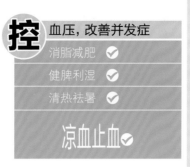

控 血压，改善并发症

消脂减肥 ✅

健脾利湿 ✅

清热祛暑 ✅

凉血止血 ✅

功效关键词

荷叶中的黄酮类成分有明显降低血清胆固醇、降低血清甘油三酯、降低体重和升高血清高密度脂蛋白的作用。同时，荷叶提取物能降低肌体消化能力、减少脂质和碳水化合物的吸收和加强油脂代谢及能量损耗的调节，从而有效抵制肥胖症。

推荐搭配

✅ 荷叶 + 槐花　降脂降压，清热凉血。

✅ 荷叶 + 玉米须　降压利尿。

荷叶的食用人群宜忌

✅ 痰湿上蒙型高血压患者
高脂血症患者
体胖者

❌ 体瘦、气血虚弱者

清热养神、降压利尿。

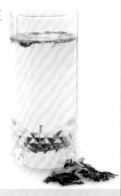

做法：荷叶10克，冷水洗净。用250毫升开水冲泡15分钟即可。空腹温服。

荷叶茶

疏风清热、明目解毒。

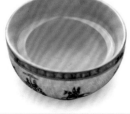

做法：荷叶、杭白菊各10克，冷水洗净。用250毫升开水冲泡15分钟，滤渣取汁即可。

荷叶白菊饮

清暑利湿，控血压，降血脂。

做法：荷叶30克，洗净、切碎，装入布袋，备用。适量大米淘洗干净，和荷叶布袋一同入电饭煲，加适量水，煮至粥熟，取出布袋即可。

荷叶粥

功效关键词

车前子中的苯丙素类化合物,可以通过降低血管紧张素 II 的含量抑制血管紧张素转换酶(ACE)活性,降低高血压。车前子的主要黏多糖拮抗肾上腺素的升血糖作用,可促进糖原合成,促进糖利用,抑制糖异生,具有一定的降糖作用。

9. 车前子

车前子味甘,性寒,入肾、肝、膀胱三经,具有利尿通淋、清热明目、化痰止渴的功效。

控 血压,改善并发症

降糖降压	✅
化痰止渴	✅
清热通淋	✅

防治代谢综合征 ✅

推荐搭配

✅ 车前子 + 槐花　清热凉血,降脂降压。

✅ 车前子 + 杜仲　补肾平肝,利水降压。

✅ 车前子 + 玉米须　降脂降压,清热平肝。

✅ 车前子 + 枸杞子　补肾利水,降血脂。

车前子的食用人群宜忌

✅ 各种类型高血压患者
高尿酸血症患者
高血糖者

❌ 内伤劳倦、阳气下陷者
肾虚精滑及无湿热者

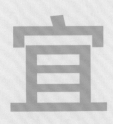

护肝,降脂。

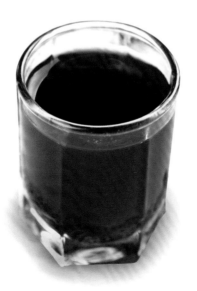

做法:车前子、杜仲各10克,冷水洗净,用250毫升开水冲泡15分钟,滤渣取汁即可。一日2次。

车前子杜仲茶

利尿通淋,清肝明目。

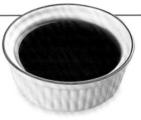

做法:车前子10克,冷水洗净。用250毫升开水冲泡15分钟,滤渣取汁即可。一日2次。

车前子茶

清热利尿,渗湿止泻,明目,祛痰。

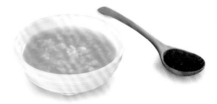

做法:车前子30克,洗净,装入布袋。适量大米淘洗洗净,入电饭煲,加适量水,煮成粥即可。

车前子粥

10. 枸杞子

枸杞子味甘、性平。入肝、肾经。滋肾，润肺，补肝，明目。可缓解肝肾阴亏，腰膝酸软，头晕，目眩，目昏多泪，虚劳咳嗽，消渴，遗精。

控 血压，改善并发症

平衡血糖	✓
降低血脂	✓
调控血压	✓

防治动脉硬化 ✓

功效关键词

枸杞子中所含的甜菜碱及多种维生素、氨基酸等物质，有利于降低血压，还能软化血管，预防心血管疾病的发生。甜菜碱不仅有利于降低血压，还能起到预防脂肪肝的作用。

枸杞子中所含的亚油酸、亚麻酸、油酸等成分，可降低血清胆固醇。

推荐搭配

- ✓ 枸杞子 + 山楂　补肝益肾，消脂，活血。

- ✓ 枸杞子 + 银耳　滋阴补肾益精。

- ✓ 枸杞子 + 蚕豆　补肾，壮骨。

- ✓ 枸杞子 + 决明子　补肾，清肝。

枸杞子的食用人群宜忌

- ✓ 阴虚阳亢型高血压患者
  高脂血症患者
  动脉硬化患者
  慢性肝炎患者
  脂肪肝患者

- ✗ 外感实热者
  脾虚泄泻者

也可加入红枣。

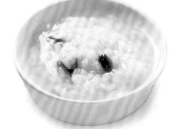

做法：大米与枸杞子洗净，砂锅放水，枸杞子与大米放入砂锅同煮，煮熟即可。

枸杞子粥

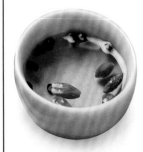

做法：将枸杞子和女贞子洗净焙干，开水冲服即可。

枸杞女贞茶

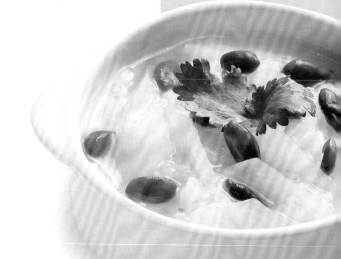

做法：锅中加水煮开，放入大米、山药和10克枸杞子续煮至滚时稍搅拌，改小火熬煮至熟，撒上香菜碎即可。

枸杞山药粥

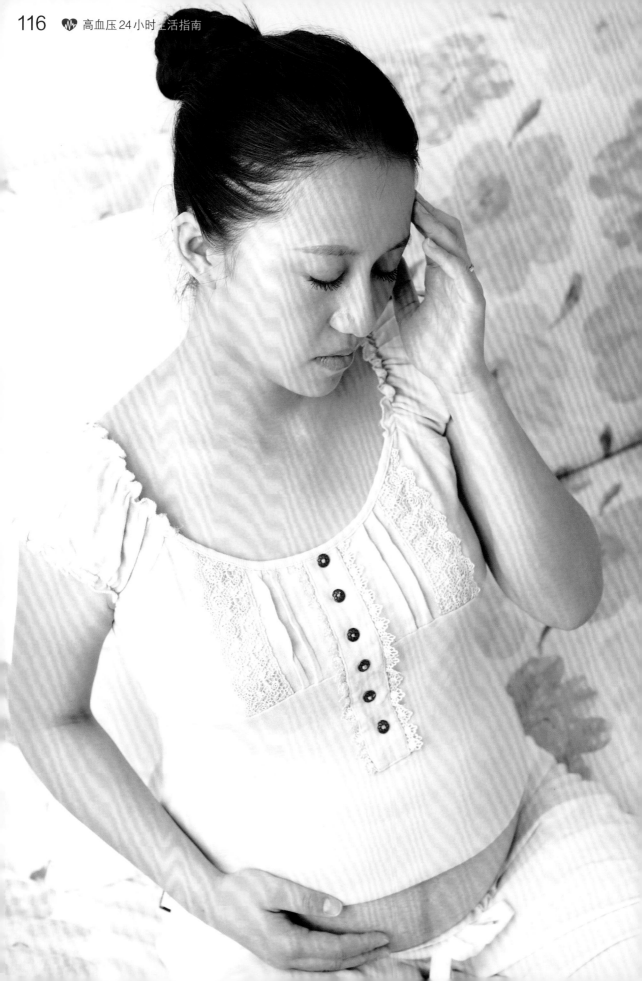

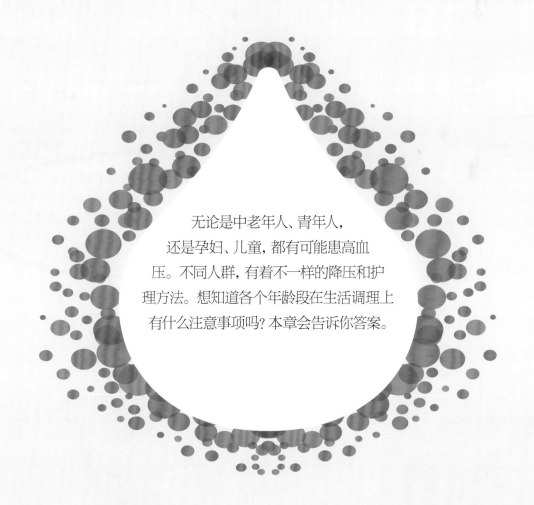

第五章

不同人群高血压调养指南

无论是中老年人、青年人，还是孕妇、儿童，都有可能患高血压。不同人群，有着不一样的降压和护理方法。想知道各个年龄段在生活调理上有什么注意事项吗？本章会告诉你答案。

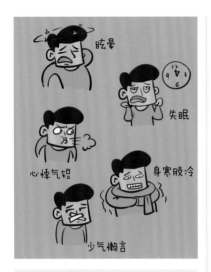

日常保健穴位

1. 太溪穴

按揉太溪穴1~3分钟。太溪穴为肾经的穴位，太溪穴名意指肾经水液在此形成较大的溪水，该穴有补肾养阴之功效。

2. 三阴交穴

按揉三阴交穴1~3分钟。三阴交穴为肝脾肾三条阴经交汇穴，可调理三经气血，调理高血压、糖尿病、冠心病效果显著。

3. 涌泉穴

用掌根搓擦涌泉穴1~3分钟。涌泉穴在足底，是肾经的首穴。该穴名意指体内肾经的经水由此外涌而出体表。能对肾、肾经及全身起到整体性调节的目的。

老年人高血压

老年人高血压的特点是收缩压增高，舒张压降低，脉压差大；24小时波动明显，容易随体位变化；晨峰高血压多见，老年高血压并发症多且严重。

老年人年迈体弱，多肝肾不足。高血压证型多以阴虚阳亢及阴阳两虚为主。

阴虚阳亢型
眩晕头痛，腰膝酸软，耳鸣健忘，五心烦热，心悸失眠，舌红苔薄，脉弦细而数。

阴阳两虚型
眩晕头痛，耳鸣健忘，心悸气短，腰膝酸软，夜尿频多，失眠多梦，身寒肢冷，倦怠乏力，少气懒言，舌质胖嫩，舌淡或红，苔白，脉沉或细弦。

老年高血压脉压差大，血管弹性差

老年人动脉硬化，血管壁弹性降低，血压调节功能减退，导致收缩压及舒张压脉压差大，同时老年人自主神经功能紊乱，情绪控制能力差，各种外界刺激均可导致交感神经兴奋，从而导致血压升高。因此老年人尤需注意控制血压，控制情绪。

治疗老年人高血压，一方面坚持药物基础治疗，另一方面还需要注意滋补肝肾，从而增强体质，也可以改善血管的弹性。常用的滋补肝肾药物、食物有黑木耳、枸杞子、女贞子、山药、黑豆等。另外，中成药也是不错的选择，如杞菊地黄、六味地黄。

青年高血压

在现代社会,年轻人患高血压已经不是什么稀奇事了,许多年轻人由于没有养成良好的饮食习惯和生活习惯,加上来自各方面的压力,很容易引起高血压这样的疾病。青年高血压如果不加以重视,一样会对身体造成一定的伤害。那么,青年高血压有什么症状,又该怎么办呢?

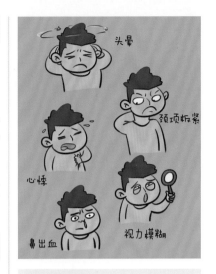

大多数起病缓慢、渐进,一般缺乏特殊的临床表现。约 20% 患者无症状,仅在测量时才被发现。

常见症状有头晕、头痛、颈项板紧、疲劳、心悸等,呈轻度持续性,多数症状可自行缓解,在紧张或劳累后加重。

可出现视力模糊、鼻出血等较重症状。

青年高血压者早期大多需要疏肝理气、清热化痰

青年人高血压早期很多属于肝气郁结型高血压,具体表现为头晕、头痛,且有头闷、不清爽之感,常伴有精神不振、抑郁不乐、多疑善虑、梦多易惊、疲乏无力及胸部堵闷。这样就需要通过饮食调理来疏肝理气,清热化痰了。

疏肝理气的有白菊花、松针、决明子等。白菊花泡水喝是一种非常简单并且方便的方法。把白菊花还有少许冰糖一起放入干净的杯子中,然后倒入开水冲泡,3 分钟左右就可以揭开杯盖服用了。在平时煮粥的时候,也可以放些决明子,对疏肝理气有很好的功效。

戒烟戒酒

工作压力大、精神紧张及运动少,不健康不规律的饮食也是中青年人血压升高的重要因素。因此,中青年人高血压要想得到良好的控制,需要戒烟戒酒,注意饮食,调整作息,缓解压力,多运动。

1. 戒烟

香烟中的尼古丁刺激人体释放儿茶酚胺,使心跳加快,血管收缩,血压升高。吸烟还会使患者对降压药的敏感性降低。

2. 戒酒

酒会导致交感神经兴奋,心脏输出量增加,引起血管收缩物质增多。少量饮酒会使血管短暂性扩张,血压一过性降低,但很快又会上升,随着饮酒的增多,血压呈逐渐升高趋势。过量饮酒,还会有脑出血、脑梗死、心肌梗死的风险。不建议高血压患者饮酒。

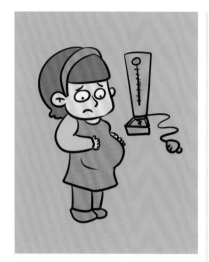

妊娠高血压

不少女性在孕前血压正常，但是孕后却患上妊娠高血压。对此，准妈妈一定要引起重视，因为妊娠高血压不仅高发，而且若是没有及时诊治，重者可能危及孕妇和胎儿生命。那么，妊娠高血压有什么症状？发现妊娠高血压该怎么办？

怀孕 5 个月后，正常孕妇的血压在 110/75 毫米汞柱左右，如果准妈妈发现自己的血压比这个数值高出 30/15 毫米汞柱及以上则可能是患有高血压了。孕妈妈要按照医院的要求定期体检。

孕妇中药禁忌

禁用毒性强、药性猛烈的药，如：

马钱子、水银、砒霜、雄黄、轻粉、斑蝥、川乌、草乌、藜芦、胆矾、瓜蒂、巴豆、甘遂、大戟、芫花、牵牛子、商陆、麝香、干漆、水蛭、虻虫、三棱、莪术等。

慎用活血、行气、攻下、温里的部分药，如：

牛膝、川芎、红花、桃仁、姜黄、牡丹皮、枳实、枳壳、大黄、芒硝、芦荟、番泻叶、附子、肉桂等。

定期体检

正常情况下，在妊娠的早期、中期可1个月产检1次；进入28周后每2周产检1次；36周后每周产检1次；超过预产期者每2-3天产检1次。如果有高危因素者或者已经诊断妊娠高血压者应该遵医嘱增加产检次数。

慎用降压药物

妊娠期高血压具有很大的危险性，关系到孕妇及胎儿的生命安全，因此孕期的血压控制尤为重要，用药也应格外注意。

血管紧张素转换酶抑制剂（ACEI）和血管紧张素Ⅱ受体拮抗剂（ARB），有致畸的副作用，孕妇禁止使用。血管紧张素转换酶抑制剂类药物为名字以普利结尾的药，如卡托普利，依那普利；血管紧张素Ⅱ受体拮抗剂为名字以沙坦结尾的药，如氯沙坦、缬沙坦等。

钙离子拮抗剂在临产前使用会影响子宫收缩，故使用时应注意。不推荐使用非选择性的 β-受体阻滞剂，如普萘洛尔，可导致胎儿死亡。妊娠期高血压患者应慎用或者不用利尿降压药，尤其是子痫前期病例，若应用利尿剂可致病情恶化。

孕妇禁止使用：

血管紧张素转换酶抑制剂和血管紧张素Ⅱ受体拮抗剂。

儿童高血压

当孩子在家中或学校体检时测出血压超过同年龄、性别的正常参考范围时，不要过于紧张或者盲目自行用药，而是应当及时带孩子到有关医院检查，明确血压升高的原因。

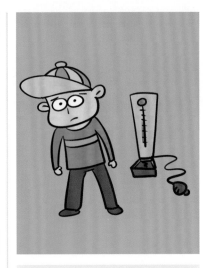

症状不典型，常常在体格检查时发现。

当血压明显升高时，会出现头痛、头晕、眼花、恶心呕吐等症状。婴幼儿因不擅表达，常表现烦躁不安，哭闹，过于兴奋，易怒，夜间尖声哭叫等。

及时就医

当出现高血压时，及时就医，向医师如实提供病史、症状、家族史等情况，进行全面体格检查后，另需要做一些检查，如血常规、尿常规、肾功能检查、血儿茶酚胺检查、腹部B超、血浆醛固酮检查、CT、心电图、超声心动图等来辅助鉴别及诊治疾病。

不能滥用补肾药物

儿童处于生长发育期，对于高血压的治疗切不可同成人一样。虽然相当一部分儿童高血压由肾脏疾病导致，但是儿童不宜滥用补肾药物。有些补肾药有类似激素样作用，导致孩子过早发育，拔苗助长。

发病原因：

儿童高血压以继发性高血压占多数，其中近半数与肾脏疾病有关。

儿童高血压的发病原因有哪些

儿童高血压有80%为继发性高血压，即继发于其他疾病。儿童继发性高血压发病原因有：

1. 与肾脏相关的疾病

急慢性肾炎、慢性肾盂肾炎、肾肿瘤、多囊肾、肾功能衰竭及肾血管狭窄，肾动脉血栓等病变。

2. 与内分泌相关的继发性高血压

肾上腺肿瘤或增生引起的原发性醛固酮增多症，嗜铬细胞瘤，库欣综合征，甲状腺功能亢进，甲状旁腺功能亢进。

3. 服用药物引起的高血压

例如糖皮质激素，雌激素，促红细胞生成激素，非类固醇抗炎镇痛药。

4. 其他原因

如主动脉狭窄，大动脉炎，烧伤，颅内压增高等。

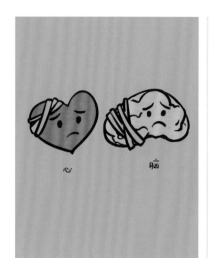

心　脑

H 型高血压

健康成年人空腹 HCY 水平在 5~15 毫摩尔 / 升。 HCY 大于 15 毫摩尔 / 升时，称作高同型半胱氨酸血症。伴有高 HCY 的高血压被称为 H 型高血压。大多数人高 HCY 血症是由于不良的饮食生活习惯，如动物蛋白的进食过量、叶酸及维生素 B_{12} 缺乏和肾功能不全导致。

怎样降低同型半胱氨酸

高同型半胱氨酸血症治疗的主要方法是补充叶酸、维生素 B_6 和维生素 B_{12}。每天应摄入 500 克蔬菜、200 克水果，尤其要多吃绿叶菜；严格控制肉类摄入，不吃肥肉，吃瘦肉每日不超 100 克；每周吃 1~2 次动物肝脏、肾脏，每次 25~50 克；多吃糙米、全麦食物等粗粮。此外，应戒烟限酒、低盐饮食等。

含叶酸较多的蔬菜，如莴笋、菠菜、番茄、胡萝卜、青菜、龙须菜、花椰菜、油菜、小白菜、扁豆、豆荚、蘑菇等。新鲜水果中的橘子、草莓、樱桃、香蕉、柠檬、桃子、李子、杏、杨梅、海棠果、酸枣、山楂、石榴、葡萄、猕猴桃、梨、胡桃等富含叶酸。

轻度升高
（15-30 毫摩尔 / 升）主要是由于不良的饮食生活习惯、轻度的叶酸和维生素 B_{12} 缺乏、轻度肾功能受损、药物等引起。

中度升高
（30~100 毫摩尔 / 升）主要由于中重度叶酸、维生素 B_{12} 缺乏及肾功能不全引起。

重度升高
（大于 100 毫摩尔 / 升）主要由于严重的维生素 B_{12} 缺乏和胱氨酸尿症导致。

HCY 是什么

HCY 是蛋氨酸在人体细胞代谢过程中的中间产物。HCY 的升高加速了血管动脉粥样硬化的进程，被认为是冠心病、脑卒中等心脑血管疾病的重要危险因素。在人体中的含量超过一定浓度时，就会损害血管内皮细胞，加重凝血过程，形成血栓。血液中的同型半胱氨酸含量愈高，动脉硬化和血栓的危险性愈大，心脑血管疾病的发病率也愈高。

中重度高同型半胱氨酸血症者药物治疗

对于中重度高同型半胱氨酸血症者，在调整饮食的同时，还可在医生指导下进行药物治疗，即补充叶酸、维生素 B_6、维生素 B_{12} 制剂。

白大褂高血压

你有这样的经历吗? 在家里量血压很正常, 可一到医院量血压就高。其实这类情况也是有名字的——白大褂高血压, 又称诊所高血压。随着高血压诊断和防治研究的进展,"白大褂高血压"越来越受到人们的重视。现在来了解一下这种情况吧!

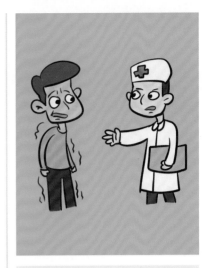

> "白大褂高血压"现象, 是因为紧张而开始心跳加快、血压升高, 其实这是一种"假性高血压", 只持续很短一段时间。其主要是由于患者见到医生后精神紧张, 使某些血管收缩, 增加外周阻力, 从而导致血压上升。

学会自己在家测血压

对于"白大褂高血压"患者来说, 在家自测血压就十分重要了。

1.量血压前 30 分钟不应抽烟或进食刺激性食物, 包括茶或咖啡等。

2.不应因怀疑、焦虑紧张导致血压上升而将血压度数调低。倘若对测出的血压数值有怀疑, 应再测量作比较。应先休息静坐至少 5 分钟后再测量, 量血压时不应说话或交叉双腿。

3.首次量血压时双臂的血压都要测量, 而日后量度时应选用首次量得较高度数的手臂作测量。约有 20% 病人双臂的血压值会有区别, 但若重复测量三次, 连续三次双臂的收缩压差距都多于 20 毫米汞柱或舒张压差距多于 10 毫米汞柱, 可向医生查询再作深入评估。

4.将手肘轻放于桌面上, 举起前臂并调整至压脉带和心脏在同一水平线高, 可用手支撑前臂。因为手部肌肉收缩可能导致舒张压升高达 10%, 而压脉带的位置高过心脏水平线会使所量的血压低于实际达 10 毫米汞柱。

5.因为人体血压整天都在变化, 所以应选择在每天同一时间量血压。

治疗方式

1. 药物治疗

有一些研究认为"白大褂高血压"患者发生了心、脑血管及肾脏结构和功能改变并有血脂血糖代谢异常。在选药上要针对其产生机制选用药物, 根据患者的具体情况选用 β-受体阻滞药、血管紧张素转换酶抑制剂和钙拮抗药, 服用前须咨询专业医生。

2. 生活方式调整

"白大褂高血压"患者可以不进行药物治疗, 必须密切注意生活方式的调整和防止紧张, 保持愉悦的生活状态。

3. 应激处理

可以进行应激处理, 包括生物反馈、瑜伽、松弛训练等, 有研究认为这些应激处理可能通过降低儿茶酚胺和肾素、血管紧张素、醛固酮的活性而减少心血管危险性。

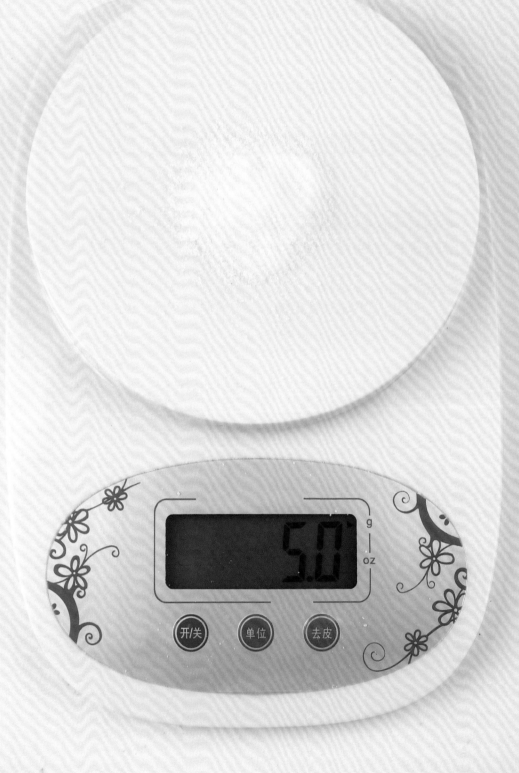

第六章

高血压并发症调养与救助指南

高血压常常并发糖尿病、高脂血症、痛风及肥胖等。还可能伴发蛋白尿、视网膜病变等。如果不加以控制的话，还会引起脑卒中、急性冠脉综合征、主动脉夹层等急性心脑血管疾病。高血压患者宜结合自身特点调整养护计划，控制病情发展。同时要了解高血压的急症救助方法，抓住时机及时救治。

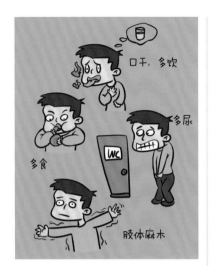

日常保健穴位

1. 曲池穴

用手指指端按揉曲池穴2分钟。曲池穴为大肠经合穴，大肠经与肺经相表里，为清热要穴，按揉曲池穴可以清肺热，用于肺热津伤之上消症。

2. 足三里穴

用手指指端按揉足三里穴2分钟。足三里穴为胃经合穴，可以益胃生津，用于胃热炽盛引起的中消症。

3. 三阴交穴

用手指指端按揉三阴交穴2分钟。三阴交穴为肝脾肾三经交汇之穴，是养阴要穴，可以滋养肝脾肾，用于肾阴亏虚之下消症。

高血压并发糖尿病

高血压并发糖尿病，不但不利于血压的稳定，还会对心脑血管造成极大的伤害，同时也特别容易伤害肾、眼等器官。高血压合并糖尿病患者要坚持药物治疗。还要进行科学的饮食调理、日常生活习惯的养成和按摩调养，以达到控制疾病的目的。

口干、多饮
中医称为消渴，以口干口渴想喝水为主要表现的称为上消，为肺热津伤所致，可伴有心烦、急躁等症状。

吃的多、容易饿
此为中消，一般认为是胃热炽盛，可伴有消瘦、大便干等症状。

尿频量多，或混浊伴泡沫
此为下消，多认为是肾阴亏虚，可伴有腰膝酸软、头晕耳鸣、皮肤干燥等症状。

肢体麻木、疼痛
尤其是下肢出现这些症状要注意糖尿病周围神经病变，尤其高血压患者血管硬化，更要注意。

监测血压，关注血糖

很多糖尿病患者不太注意血压情况，而高血压患者也常常忽略对血糖的监测。这样是不对的。在监测血压的同时，一定要注意监测血糖。在家监测血糖需要注意些什么呢？

注重监测空腹血糖和餐后2小时血糖，可反映即时血糖水平，若空腹血糖持续升高，应及时就医，调整降糖方案，加强运动，规律饮食。

除自我监测血糖外，糖尿病患者应坚持定期到医院门诊随诊，每三个月监测一次糖化血红蛋白。糖化血红蛋白水平可以反映过去三个月血糖的平均水平，以利于判断血糖控制情况，以便及时调整降糖方案。同时，注重血管及心、脑、肾等器官的检查。

高血压并发高脂血症

　　高脂血症是高血压患者常见的并发症之一。血脂主要是指血清中的胆固醇和甘油三酯。无论是胆固醇含量增高，还是甘油三酯的含量增高，或是两者皆增高,都统称为高脂血症。高脂血症分为高甘油三酯血症和高胆固醇血症等。

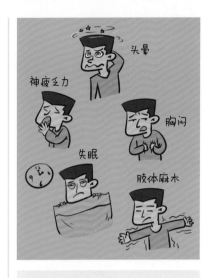

高甘油三酯血症

血清甘油三酯含量增高，症状：①细小黄色瘤状皮疹。②结节,主要表现为发疹性黄瘤。

高胆固醇血症

血清总胆固醇含量增高，超过 5.72 毫摩尔 / 升。轻者常无明显症状，严重时会头晕、胸闷、心悸、神疲乏力、失眠健忘。

甘油三酯等于大于 4.5 毫摩尔 / 升, 一定要就医

　　凡是甘油三酯水平大于或等于 4.5 毫摩尔 / 升，且空腹血清呈乳状，可能诱发急性胰腺炎。高水平甘油三酯(TG) 分解的游离脂肪(FFA) 对胰腺本身具有毒性作用，可引起其微循环障碍。而胰腺炎的腹痛常常会被人们误以为是胃病犯了，或者仅仅是"吃得不合适"，因为这些人往往是三四十岁的青壮年，平时身体很壮。这些错误认识会导致治疗的延误，有的甚至会付出惨痛代价。因此，当你的甘油三酯高时，一定要及时就医。

日常保健穴位

　　高血压伴高脂血症，中医一般认为是痰湿内蕴所致，因此选穴以化痰通络为原则。长期坚持按摩以下三个穴位,有助于降压、化痰通络。

1. 足三里穴

用手指指端点按足三里穴 2 分钟。足三里穴为胃经合穴，是保健要穴，可以健脾益气，按揉足三里穴可以增进脾胃的功能,运化痰湿。

2. 太冲穴

用手指指端点按太冲穴 2 分钟。太冲穴为肝经原穴，更是降压要穴，按揉太冲穴可以平抑肝阳，达到降压的效果。

3. 丰隆穴

用手指指端按揉丰隆穴 2 分钟。丰隆穴为化痰要穴，与前两个穴位搭配，可以健脾、化痰、通络。

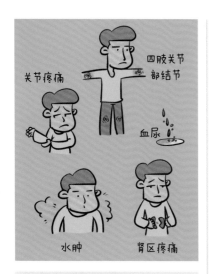

关节疼痛　　　四肢关节部结节

血尿

水肿　　　肾区疼痛

高血压并发痛风

痛风是一种单钠尿酸盐沉积所致的相关性疾病，与嘌呤代谢紊乱及（或）尿酸排泄减少所致的高尿酸血症直接相关。痛风的发生与尿酸水平和持续时间相关。高尿酸血症与痛风常与高血压等心脑血管疾病并存且相互影响。

这些食物不要吃

痛风应注意低嘌呤饮食，禁啤酒和白酒，禁食海鲜、动物内脏，禁饮含糖饮料。

脚踩指压板

脚踩指压板，是通过运动缓解痛风的一种方式。踩踏指压板，最好是穿软底鞋或赤足，练习时可做小步的轮换踩踏，感觉指压板对足底的挤压感。一般情况下，锻炼时间不宜过长，锻炼 5~10 分钟即可，可以先站立 5 分钟，没有特别不舒服的话，延长到 10 分钟，一天可做 1~2 次，或者隔日做1次。

四肢关节部结节

警惕痛风石。尿酸盐在体内多沉积在游离皮肤边缘，如耳郭及四肢关节等部位，严重者可导致关节僵硬变形甚或行动不利。

关节疼痛

当血尿酸高于 480 毫摩尔 / 升以上时，痛风有随时发作的风险。

血尿、水肿、蛋白尿、肾区疼痛

警惕肾结石、肾病变。尿酸盐结晶可引起间质性肾炎，出现血尿、蛋白尿等；若形成的结石阻塞尿路，则可出现绞痛、血尿、尿路感染等。

多喝水

高血压合并痛风患者，每天至少喝 3000 毫升水。饮水可以稀释血液，减少尿酸沉积，因此能减少痛风发作，也可以缓解痛风；饮水也可以增加尿量，促进尿酸排泄，减轻血中尿酸的浓度。

常吃苏打饼干

痛风是由于血液中尿酸浓度过高，以至于渗漏到关节附近的软组织中并形成尿酸盐结晶而引起的严重疼痛。因此，碱化尿液有好处。碱化尿液主要有两个办法，一是多吃蔬菜、水果等碱性食物，另一个就是直接摄入碱性的小苏打。苏打饼干是个不错的选择哦！

高血压并发肥胖症

肥胖与高血压并存, 可以增加血压控制的难度, 促进多重心血管代谢危险因素聚集, 增加心脑血管疾病风险。高血压与肥胖的关系可以是血压升高继发于肥胖, 也可以是血压升高先于肥胖, 统称为肥胖相关性高血压, 体重每增加 4.5 千克, 收缩压就会上升 4 毫米汞柱。

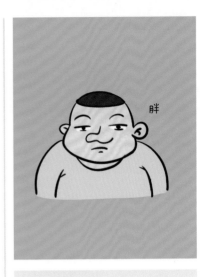
胖

体重超标

体重指数是衡量体重水平的常用指标, 即体重(公斤)除以身高(米)的平方; 正常为 18.5~23.9 千克 / 平方米, 24~27.9 千克 / 平方米为超重, ≥ 28 千克 / 平方米为肥胖。超重者发生高血压的风险是正常体重者的 3~4 倍, 肥胖者 90% 以上患者有高血压及糖脂代谢紊乱。

腹围超标

脂肪在腹部堆积, 腰围增加, 如女性大于、等于 85 厘米, 男性大于、等于 90 厘米, 为腹型肥胖。腹型肥胖患者发生高血压的风险是腰围正常者的 4 倍以上。

适宜的运动

运动强度因年龄、病情、并发症情况而异。一般年轻人、早期糖尿病及无明显并发症者, 可以从事中等强度的运动; 反之, 老年人、病情不稳定者或有眼底出血、蛋白尿的患者应以低强度的运动为主。

最理想的运动方式是步行, 每天 1~2 次, 每次 20~30 分钟, 步行动作要轻快、放松、有节奏, 行进中可适当结合一些扭腰、甩臂的轻快动作。另外, 还可以打太极拳、做操、参加放松性游泳、游览、跳舞等活动。值得注意的是, 运动时不宜做频繁的弯腰低头、头部低于心脏水平面之下的动作, 注意避免突然爆发用力或憋气的运动。

合理的饮食

饮食宜清淡, 多采用蒸煮方式, 多食素食, 适量摄入瘦肉, 少食多餐, 晚餐宜少。这样的吃法不仅热量低, 有饱腹感, 而且能摄入丰富的膳食纤维, 可促进快速排出毒素, 避免脂肪堆积。

一旦开始实施减肥后, 就要坚持少吃多餐, 把原有的食物分成几等份, 变成一天 6~10 餐来吃, 不要吃到饱, 因为吃太饱不仅对胃的负担很大, 还会造成胀气或水肿。特别需要强调晚饭要少量, 六点过后吃点水果就可以了。

常测体重

有实验表明: 要想体重不增加, 称重的平均频率为至少每周一次。对减肥者来说, 保持每天 1~2 次称体重的频率, 能够提醒人们减肥的效果, 会产生良性的暗示, 鼓舞人心。

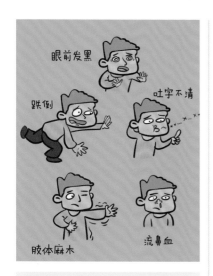

眼前发黑

吐字不清

跌倒

肢体麻木

流鼻血

高血压并发急性脑卒中

急性脑卒中是由于脑部血管突然破裂或因血管阻塞，导致血液不能流入大脑引起的脑组织损伤疾病。脑卒中分为出血性脑卒中和缺血性脑卒中，发病后大多留有残疾。卒中是急病，了解先兆症状，知晓 FAST 原则，快速识别脑卒中可以及早防治脑卒中，拯救卒中患者生命。减少和减轻脑卒中后遗症是关键。

如何计算脑卒中的发病时间

一般来说出现症状的时间就是发病时间。若是发现患者时已经有症状，而患者无法回忆准确时间，那么从最后一次见患者仍然正常的时候开始计算。

并发脑卒中时如何做

脑卒中抢救的黄金时间：最佳是在 3 小时以内，4.5 小时已是卒中抢救的有效极限。及时在发病 3~4.5 小时内就医，不宜盲目自行吃药。

F（Face 面部）
是否能够微笑，是否感觉一侧面部无力或者麻木？

A（Arm 肢体）
是否能够顺利举起双手，是否感觉一只手或腿没有力气或根本无法抬起？

S（Speech 语言）
是否能够流利对答，是否说话困难或言语含糊不清？

T（Time 抓紧时间）
如果上述三项有一项存在，需要诊断是否为脑卒中，必要时拨打急救电话 120。

正确的应急措施

应使病人仰卧，头肩部稍垫高，头偏向一侧，防止痰液或呕吐物回吸入气管造成窒息。应解开病人领口纽扣、领带、裤带、胸罩，如有假牙也应取出。若自行运送，平抬病人移至硬木板床或担架上，不要在搬运时把病人扶直坐起。应注意安慰病人，缓解其紧张情绪。

时间就是生命，学会在早期识别脑卒中，尽早就医，可挽救脑卒中患者的生命，减少脑卒中导致残疾的概率。

高血压并发蛋白尿

高血压和肾功能衰退是相互影响的。血压过高会损伤肾功能，严重会导致尿毒症；反之，肾功能受损会使高血压病情恶化，进而使本来已经很高的血压继续升高，加重病情。

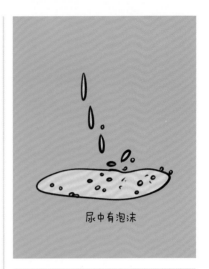

尿中有泡沫

尿中微量白蛋白升高

微量白蛋白(MAL)升高在尿液检查中可发现，肉眼观察可无异常。微量白蛋白是肾功能损伤的敏感指标，高血压患者应定期检测以便及早发现、及早治疗。

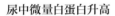

尿中有泡沫

多提示尿中白蛋白增多。中医认为，蛋白尿是由于肾的封藏功能失司，肾精外泄所致。

适量摄入蛋白质

蛋白质摄入过高，加重肾脏损害；摄入不足，就会影响人体的营养供给。因此，患者应根据肾功能状况决定蛋白质摄入量：无明显肾功能损害时，蛋白质摄入量控制在每日 50 克左右；如果出现血肌酐、尿素氮等明显异常，蛋白质的摄入量应减少为每天 0.6~0.8 克 / 千克体重。

降压利尿剂，不做首选

选择药物一定要遵循安全、合理、科学的标准。降压利尿剂如双氢克尿噻，常不作为首选药物。保钾利尿剂如氨苯喋啶、螺内酯等，由于有引起高血压的危险，应用时要检测血压、咨询专业医生。

日常保健穴位

高血压合并蛋白尿，除了降压之外，中医从肾失封藏论治，因此治法以降压和滋养肝肾为主。

1. 涌泉穴

手掌擦涌泉穴，一般3~5分钟，以有热感为宜；涌泉穴为肾经井穴，即起始之穴，常揉擦涌泉有补肾的作用。

2. 太溪穴

用手指指端按揉太溪穴 2 分钟，太溪穴为肾经原穴，是滋养肝肾的要穴。

3. 三阴交穴

用手指指端按揉三阴交穴 2 分钟，能补肾益肾，增强肾的封藏作用。

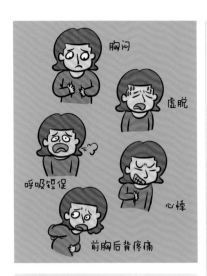

胸闷

虚脱

呼吸短促

心悸

前胸后背疼痛

日常保健穴位

1. 内关穴

用手指指端按揉内关穴2分钟。中医称为胸痹心痛的病机涉及气滞、血虚、寒凝、痰阻等多种因素。内关穴为心包经的络穴，对心脏具有双向调节的作用，按揉内关穴可以理气活血，改善胸闷、胸痛等症状。

2. 膻中穴

用手指指端按揉膻中穴2分钟。膻中穴为八会穴之气会，按揉膻中穴可以宽胸理气，改善胸闷、气短等症状。

3. 足三里穴

用手指指端按揉足三里穴2分钟。足三里穴为保健要穴，可以补脾健胃、调和气血，有益于胸闷、胸痛、气短乏力等症状的缓解。

高血压并发急性心肌梗塞

高血压与急性心肌梗塞经常相伴而生。急性心肌梗塞是冠状动脉急性、持续性缺血缺氧所引起的心肌坏死，常可危及生命。知晓急性心肌梗塞的急救常识，对于救治生命非常重要。

急性心肌梗塞的诱因

过劳，激动，暴饮暴食，寒冷刺激，便秘，吸烟，大量饮酒。

识别心肌梗塞求救信号

在起病前1~2天或1~2周心绞痛加重，发作时间延长；或用硝酸甘油效果变差；或以往无心绞痛者，突然出现长时间心绞痛。也有糖尿病或高龄患者仅有胃脘部的不适。

正确的应急措施

心肌梗塞一般发病急、死亡率高，所以大家更应积极地掌握一些心肌梗塞的应急措施。

心肌梗塞发病时，应及时拨打120，同时进行复苏。对于意识丧失和脉搏消失的患者，救护者应立即给予胸外按压和人工呼吸，至急救车到来。选择恰当的体位也尤为重要，肢冷脉弱，应放低头部，抬高足部；喘憋、咳吐粉红色泡沫样痰，应取半卧位。

此外，日常也需注意调养。不要过度劳累，保持情绪稳定，注意防寒保暖，睡眠时间充足，适当进行舒缓类的运动。

高血压并发心力衰竭

高血压是心力衰竭的重要诱因，血压高时心脏泵血阻力增加，长期控制不佳会出现左心室肥厚和心脏扩大，最后发展为心力衰竭，应及时到医院就诊。

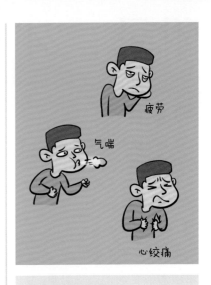

疲劳

气喘

心绞痛

高血压 心力衰竭特点

左心室舒张功能异常引起肺淤血，感觉疲劳、气喘、心悸、咳嗽甚至咯血；活动时呼吸困难气短；平卧时气急，坐起好转。

左心衰导致右心功能下降

口唇发生紫绀；颈部静脉充盈；腹部不适、肝脾肿大；小便量少，下肢水肿。

日常保健穴位

1. 内关穴

用手指指端点按内关穴2分钟。心衰以虚为主，因此治疗以补虚、回阳固脱为主。内关穴为心包经络穴，按揉内关穴可以调节心功能。

2. 关元穴

用艾条灸关元穴3-5分钟。关元穴为补虚要穴，用灸法，效果更好。

3. 气海穴

用艾条灸气海穴3-5分钟。气海穴为补气要穴，一般用灸法，可以补益阳气，以振奋心阳。

非勺型高血压更容易引起心力衰竭

正常人群和多数轻度高血压患者的血压具有昼夜节律变化的特点，即在夜间睡眠时下降，清晨醒来时上升，表现为上午血压较高，下午至夜间逐渐降低。如果夜间血压不降或下降减少，称为"非勺型高血压"，又称为夜间高血压。夜间高血压更容易引起心力衰竭。

因此，在控制白昼血压的同时，要有效地控制夜间血压。药物治疗应个体化，尽量选择长效降压药或晚间加服一次中效药物，服用前咨询专业医生。同时，还要养成健康的生活习惯。

附录 24式太极拳运动速查

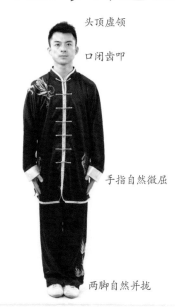

头顶虚领

口闭齿叩

手指自然微屈

两脚自然并拢

预备势

此式是练拳前的起始姿势，形成于太极拳的实际练习和表演中，为"无极势"。《太极拳论》记载："无极形者，即寻常不动之立正姿势也。"表明太极拳静为无极，动为太极。

并步站立：两脚自然并拢，身体自然直立，两腿自然伸直，两臂自然下垂，两掌掌心向内，自然轻贴于大腿两侧腿中线；头顶虚领，口闭齿叩，下颌微收，舌抵上腭，脖颈后突，实腹、宽胸、阔背，精神集中，目视前方，表情放松。

1 起势

身体开动的第一个动作称为起势，本式是由静到动的开始，象征着无极到太极，暗合天地从无极开启之意。

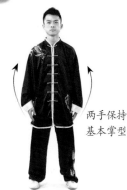

两手保持基本掌型

①左脚开步

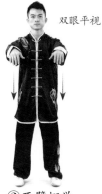

双眼平视

②两臂掤举

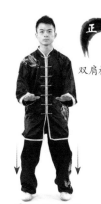

正

双肩松沉

③屈膝按掌

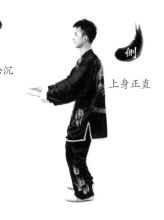

侧

上身正直

2 左右野马分鬃

将身体的躯干比喻为马头，将四肢比喻为马鬃，运动中身体舒展，两臂左右、上下摆动，两脚左右、前后摆动，因似骏马奔驰长鬃摆动而得名。

左野马分鬃

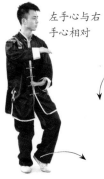

左手心与右手心相对

①丁步抱球

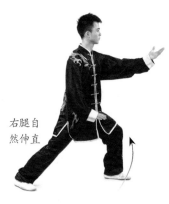

左手手心逐渐翻掌向上

右腿自然伸直

②弓步分靠

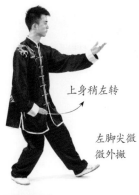

上身稍左转

左脚尖微微外撇

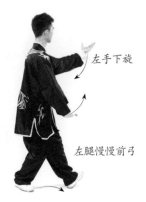

左手下旋

左腿慢慢前弓

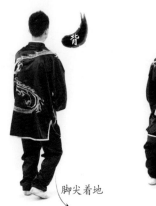

背

脚尖着地

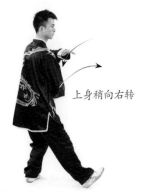

正

手腕放松

右野马分鬃 ①后坐跷脚　②丁步抱球

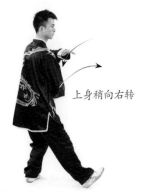

上身稍向右转

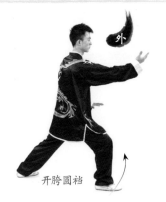

外

开胯圆裆

通过右手指尖平视前方

内

③弓步分靠

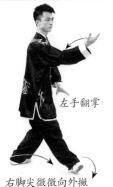

左手翻掌

右脚尖微微向外撇

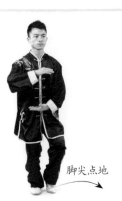

脚尖点地

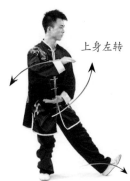

上身左转

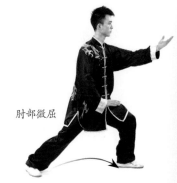

肘部微屈

左野马分鬃 ①后坐跷脚　②丁步抱球　③弓步分靠

3 白鹤亮翅

此式拳法中，两臂左右对称分展，就好像鸟的翅膀一样，两臂升降旋转的动作很像白鹤转动翅膀的动作，因此命名为"白鹤亮翅"。

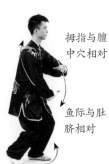

拇指与膻中穴相对

鱼际与肚脐相对

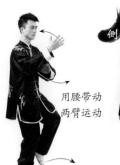

用腰带动两臂运动

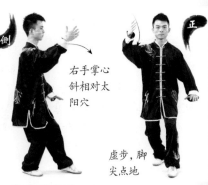

侧

右手掌心斜相对太阳穴

虚步，脚尖点地

正

①跟步合抱　②转身后坐　③虚步分手

4 左右搂膝拗步

太极拳中将手横过膝盖称为搂膝，是防守对方中路、下路攻击的方法，一侧收脚在前称为拗式，其步称为拗步。

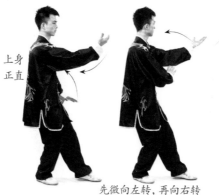

上身正直

先微向左转，再向右转

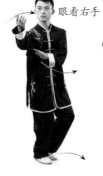

眼看右手

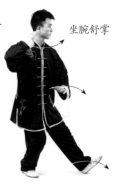

坐腕舒掌

左搂膝拗步 ①丁步托掌　②弓步搂推

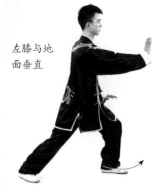

左膝与地面垂直

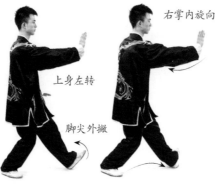

上身左转

脚尖外撇

右掌内旋向下

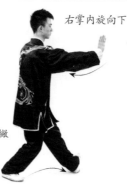

背

正

手约与耳同高

脚尖点地

右搂膝拗步 ①后坐跷脚　②丁步托掌

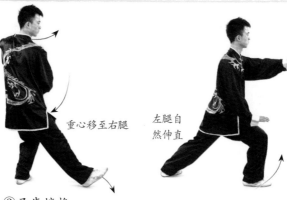

重心移至右腿

左腿自然伸直

③弓步搂推

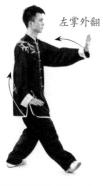

左掌外翻

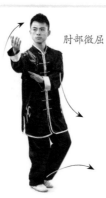

肘部微屈

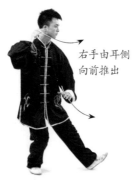

右手由耳侧向前推出

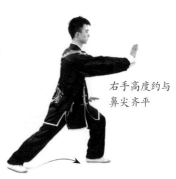

右手高度约与鼻尖齐平

左搂膝拗步 ①后坐跷脚　②丁步托掌　③弓步搂推

手挥琵琶

太极拳中将两手里扣，比作"抱琵琶"，两手一前一后同向斜前方抱扣，前手伸出，后手护肘，似挥拨琵琶琴弦而称为"手挥琵琶"。

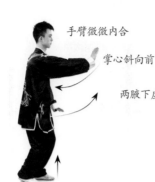

手臂微微内合
掌心斜向前
两腋下虚空

①跟步松手

目视左手

②后坐挑掌

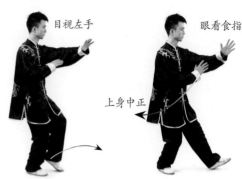

眼看食指
上身中正

③虚步送手

6

左右倒卷肱

传统名称"倒撵猴"，因太极拳中将退步过程中腰胯部向后的移动称为撵动，将敌人比拟成猴，引猴前扑，从而退步撤手转移猴的进攻，同时以手击猴头部。"倒卷肱"得名因此式手臂侧向后方回环倒卷。

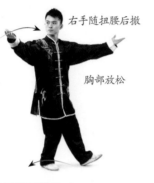

右手随扭腰后撤
胸部放松

右倒卷肱 ①转体撤手

慢慢踏实

②虚步推掌

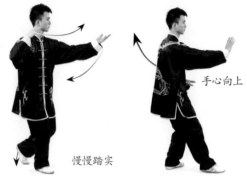

手心向上

右手手心向上

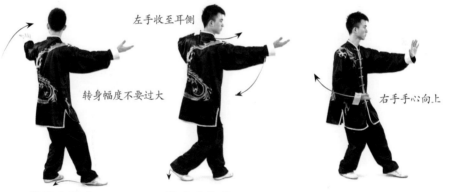

左手收至耳侧

转身幅度不要过大

左倒卷肱 ①转体撤手

②虚步推掌

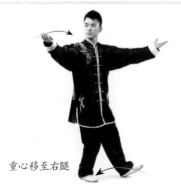

重心移至右腿

右倒卷肱 ①转体撤手

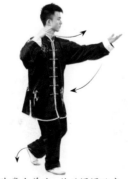

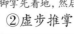

脚掌先着地，然后慢慢踏实

②虚步推掌

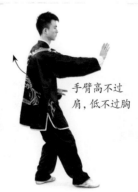

手臂高不过肩，低不过胸

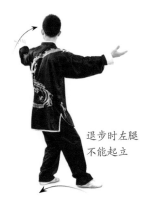

退步时左腿
不能起立

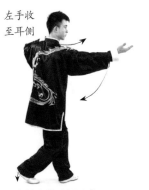

左手收
至耳侧

右腿向偏后侧退步

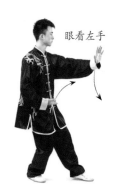

眼看左手

左倒卷肱 ①转体撤手　　②虚步推掌

7 左揽雀尾

太极拳中将对方的手臂比作雀尾，用双手持雀尾，随其旋转上下，像轻柔抚摸雀尾的羽毛，将对方的手臂缠绕而击，令其难以逃脱，所以被称为揽雀尾，此式内含"掤、捋、挤、按"四劲法，称"四正手"。

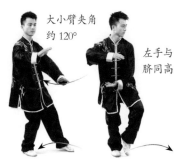

大小臂夹角
约120°

左手与
脐同高

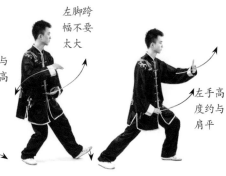

左脚跨
幅不要
太大

左手高
度约与
肩平

①丁步抱球　　　　②弓步掤臂

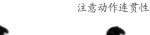

注意动作连贯性

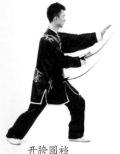

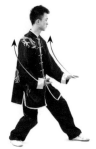

左手在右手肘
关节处

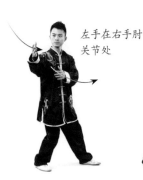

右手贴近左手
脉门

两臂保持半圆

上身中正

开胯圆裆

③后坐下捋　　　　④弓步前挤

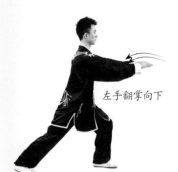

左手翻掌向下

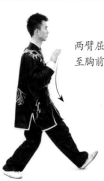

两臂屈收
至胸前

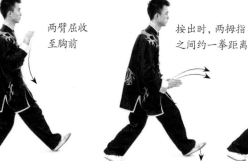

按出时，两拇指
之间约一拳距离

手腕与肩齐平

⑤后坐收掌　　　　⑥弓步按掌

⑧ 右揽雀尾

太极拳中将对方的手臂比作雀尾，用双手持雀尾，随其旋转上下，像轻柔抚摸雀尾的羽毛，将对方的手臂缠绕而击，令其难以逃脱，所以被称为揽雀尾，此式内含"掤、捋、挤、按"四劲法，称"四正手"。

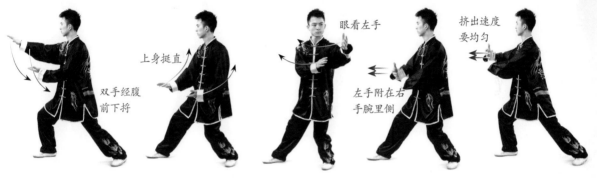

左脚尖向里扣

①转体展臂

腕低于肩，肘低于腕

②丁步抱球

手腕距膻中穴约三平拳

③弓步掤臂

右手高度约与肩平

双手经腹前下捋

上身挺直

④后坐下捋

眼看左手

左手附在右手腕里侧

挤出速度要均匀

⑤弓步前挤

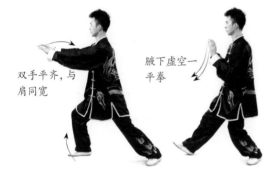

双手平齐，与肩同宽

腋下虚空一平拳

⑥后坐收掌

双手先收至腹前

两臂徐徐前按，保持圆活自然

后脚跟不要随意扭动

⑦弓步按掌

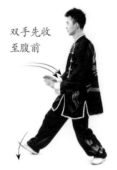
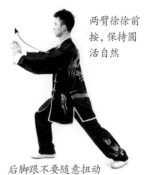
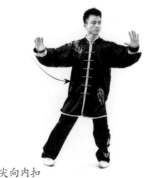
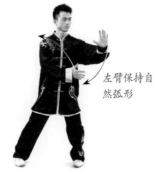

⑨ 单鞭

将两手臂比喻为鞭，一手捏勾后置，另一手拂面前旋推出，似催马扬鞭，内含鞭抽之劲，因此而得名。

左臂保持自然弧形

右脚尖向内扣

①扣脚云手

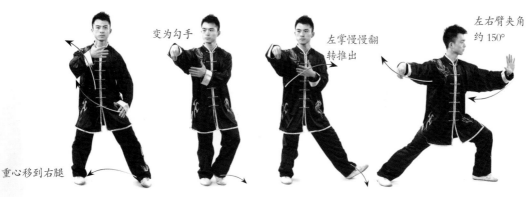

变为勾手

左掌慢慢翻
转推出

左右臂夹角
约 150°

重心移到右腿

②丁步勾手　　　③弓步推掌

10 云手

此式身形回旋匀动，手臂环形运转，静如行云，连绵不断，有如行云般轻盈流畅，又如同拨云见日，故此得名。

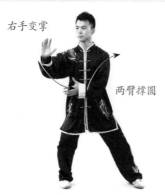

右手变掌

两臂撑圆

①扣脚云手

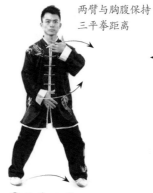

两臂与胸腹保持
三平拳距离

②收脚云手

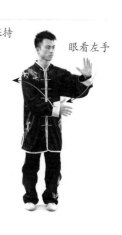

眼看左手

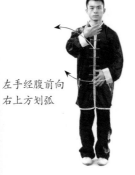

左手经腹前向
右上方划弧

③伸脚云手

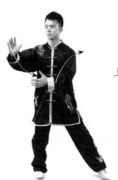

两脚横向距离四平拳

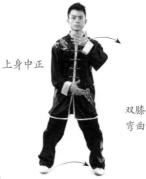

上身中正

双膝保持
弯曲

④收脚云手

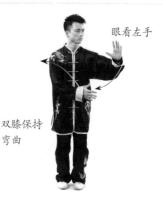

眼看左手

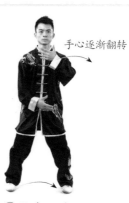

左腿向左
横跨一步

重心左移

⑤伸脚云手

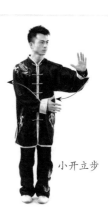

手心逐渐翻转

小开立步

⑥收脚云手

11 单鞭

此式中以单臂挥出击敌，喻手臂为鞭，因此得名。

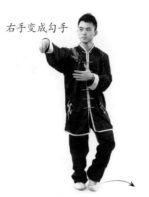

右手变成勾手

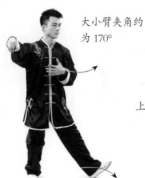

大小臂夹角约为170°

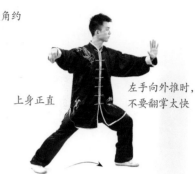

上身正直

左手向外推时，不要翻掌太快

①丁步勾手　　②弓步推掌

12 高探马

在制服高头大马时，扭转马头是非常好的方法，此式因像站立在马上探路，又像探身跨马而得名。

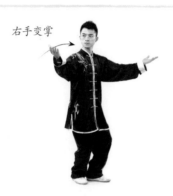

右手变掌

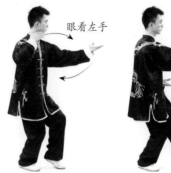

眼看左手

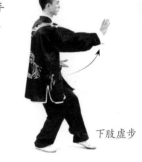

下肢虚步

①跟步翻掌　　②虚步探掌

13 右蹬脚

该式以脚跟为力点，向外蹬击对方，故得此名。

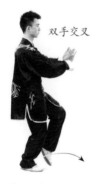

双手交叉

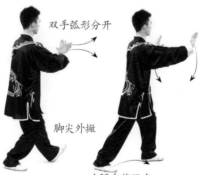

双手弧形分开

脚尖外撇

右腿自然蹬直

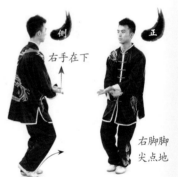

右手在下

右脚脚尖点地

①丁步合手

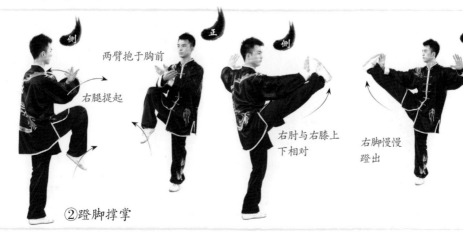

两臂抱于胸前

右腿提起

右肘与右膝上下相对

右脚慢慢蹬出

②蹬脚撑掌

14 双峰贯耳

此式以两拳自两侧夹击对方头部，高与耳齐，其动如山峰之风声贯入耳，又因被击后耳内如有"蜂鸣"而得名。

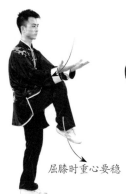

屈膝时重心要稳

①屈膝落手

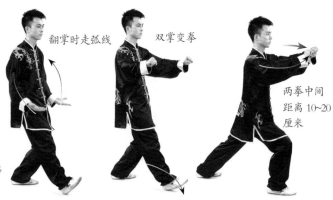

翻掌时走弧线

双掌变拳

两拳中间距离 10~20 厘米

②弓步双贯

15 转身左蹬脚

该式以脚跟为力点，重点在于向外蹬击对方，故得此名。

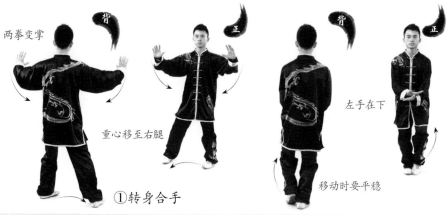

两拳变掌

背　正

重心移至右腿

①转身合手

背　正

左手在下

移动时要平稳

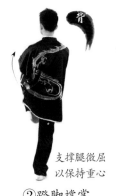

支撑腿微屈以保持重心

②蹬脚撑掌

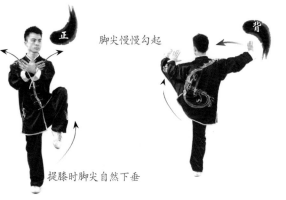

正

脚尖慢慢勾起

提膝时脚尖自然下垂

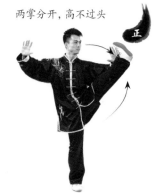

两掌分开，高不过头

正

16 左下势独立

因身体大幅度降低重心，由高势到低势，似蛇行贴地，形象生动，故有"蛇形下势"别称，又因似金鸡独立，所以24式太极拳将此式合称"下势独立"。

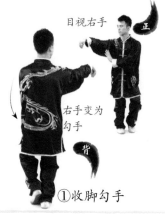

目视右手

正

右手变为勾手

背

①收脚勾手

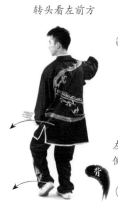

转头看左前方

正

左腿蓄势穿出

左掌沿左腿内侧穿出

②仆步穿掌

背

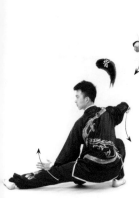
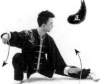
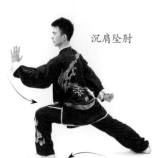
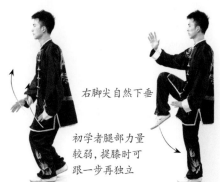

背

正

右脚外摆 45°

沉肩坠肘

右脚尖自然下垂

初学者腿部力量较弱，提膝时可跟一步再独立

③提膝挑掌

17 右下势独立

因身体大幅度降低重心，由高势到低势，似蛇行贴地，形象生动，故有"蛇形下势"别称，又因似金鸡独立，所以24式太极拳将此式合称"下势独立"。

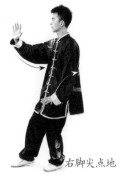
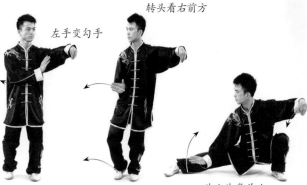

左手变勾手

转头看右前方

右脚尖点地

①仆步穿掌

双脚全脚掌着地

外

内

右脚尖微向外撇

左勾手变掌

肘部与膝盖相对

独立腿稍稍弯曲
左脚脚尖自然下垂

②提膝挑掌

初学者从仆步到提膝可跟一步再独立

18 左右穿梭

在传统太极拳中，此动作运行于四正四隅，八面旋转，往来不断，手法上下翻转，身法左右变换，犹如织锦穿梭，故称此式为"左右穿梭"。

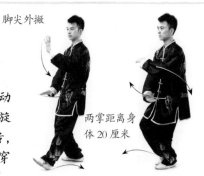
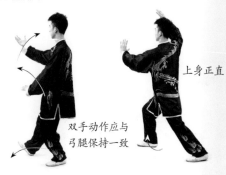

脚尖外撇

上身正直

两掌距离身体20厘米

双手动作应与弓腿保持一致

左穿梭 ①丁步合抱　　②拗步架推

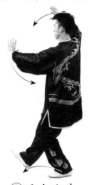
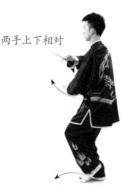
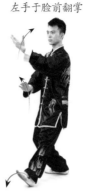
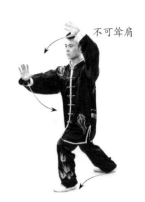

右手背距离前额20~30厘米　两手上下相对　左手于脸前翻掌　不可耸肩

右穿梭　①后坐跷脚　②丁步抱球　③拗步架推

19 海底针

太极拳中"海底"是指会阴穴，所谓海底针，指手掌四指如同钢针一般直插会阴穴。

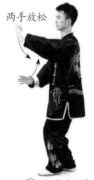
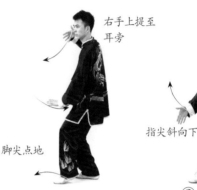

两手放松　右手上提至耳旁　尾闾保持中正

脚尖点地　指尖斜向下

①后坐提手　②虚步插手

20 闪通臂

太极拳中把自己的脊柱比作扇轴，把两手臂比作扇面，以腰为轴，双手上张，劲力贯于两臂，如同折扇张开，因此称为"扇通臂"，又称"闪通臂"。

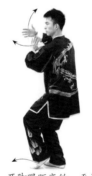
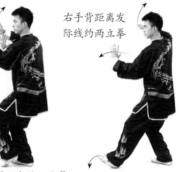
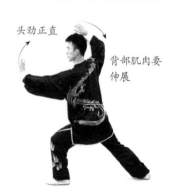

右手背距离发际线约两立拳　头劲正直　背部肌肉要伸展

两脚跟距离约一平拳　弓步架推

21 转身搬拦捶

相传此式由枪法演变而来，"搬"是搬开敌方进攻之手，"拦"是将敌人拦出于外，"捶"是进而捶击之，因动作方法而得名。

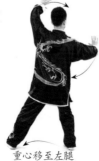
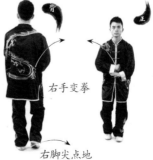

右手变拳　脚尖外撇

重心移至左腿　右脚尖点地　重心在左腿

①转体握拳　②踩脚搬拳

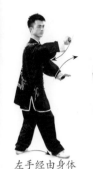
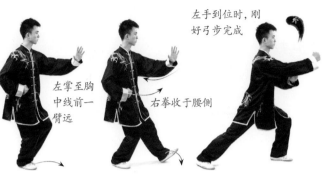
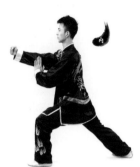

左手到位时，刚好弓步完成

左掌至胸中线前一臂远

右拳收于腰侧

外

内

左手经由身体划弧拦出

③上步拦掌

右拳松握

④弓步打捶

㉒ **如封似闭**

该式时两手交叉封住对方的进攻，如同贴住了封条；两臂外化后反击对方像关门闭户一样，因此而得名。

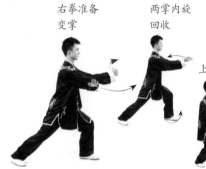
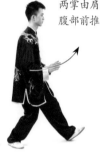
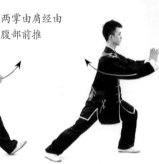

右拳准备变掌

两掌内旋回收

上身正直

两掌由肩经由腹部前推

①后坐收掌

②弓步按掌

手与脚同时到位

㉓ **十字手**

因该式练习时以双臂合拢十字交叉抱于体前，故得此名。此式多用于套路结束之时。

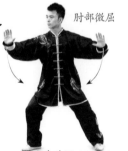
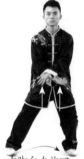
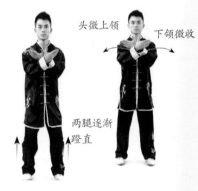

肘部微屈

头微上领

下颌微收

两腿逐渐蹬直

右脚外撇45°

右脚向左收回

①转体展臂

②收脚合手

㉔ **收势**

此式是由太极回归到无极，亦称"合太极"，表示太极拳练习结束，含有动静合而归一的哲学思想。

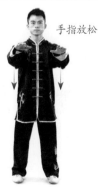
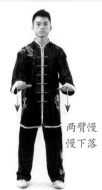

手指放松

全身放松

眼看前方

两臂慢慢下落

两掌自然下垂

立正还原

①分掌下按

②并步还原

图书在版编目（CIP）数据

高血压24小时生活指南 / 李平著 . -- 南京 : 江苏凤凰科学技术出版社，
2019.1

（汉竹·健康爱家系列）
ISBN 978-7-5537-7973-7

Ⅰ . ①高… Ⅱ . ①李… Ⅲ . ①高血压－防治－指南 Ⅳ . ① R544.1-62

中国版本图书馆 CIP 数据核字 (2017) 第 013013 号

中国健康生活图书实力品牌

高血压 24 小时生活指南

著　　者	李　平
编　　著	汉　竹
责任编辑	刘玉锋
特邀编辑	张　瑜　仇　双　杨晓晔
责任校对	郝慧华
责任监制	曹叶平　方　晨

出 版 发 行	江苏凤凰科学技术出版社
出版社地址	南京市湖南路 1 号 A 楼，邮编 : 210009
出版社网址	http://www.pspress.cn
印　　刷	南京精艺印刷有限公司

开　　本	787 mm × 1 092 mm　1/16
印　　张	10
字　　数	240 000
版　　次	2019 年 1 月第 1 版
印　　次	2019 年 1 月第 1 次印刷

标 准 书 号	ISBN 978-7-5537-7973-7
定　　价	39.80 元